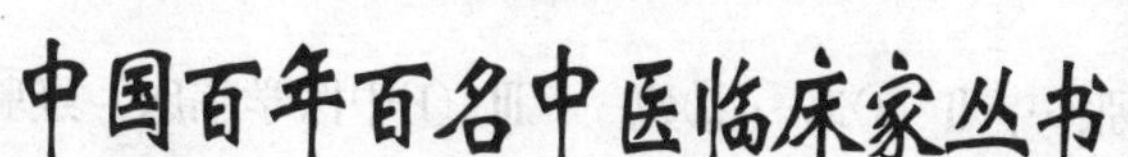

张珍玉

主　编　迟华基　魏凤琴

副主编　陈利国　张安玲

编写者（以姓氏笔画为序）

王小平　张安玲

张庆祥　陈利国

迟华基　郭　蕾

鲁明源　魏凤琴

中国中医药出版社

·北京·

图书在版编目（CIP）数据

张珍玉 / 迟华基，魏凤琴主编 . -- 北京 : 中国中医药出版社，2001.02（2025.3重印）
（中国百年百名中医临床家丛书）
ISBN 978-7-80156-138-1

Ⅰ. ①张… Ⅱ. ①迟… ②魏… Ⅲ. ①中医学临床 – 经验 – 中国 – 现代 Ⅳ. ① R249.7

中国版本图书馆 CIP 数据核字（2000）第 59991 号

中国中医药出版社出版
北京经济技术开发区科创十三街 31 号院二区 8 号楼
邮政编码 100176
传真 010-64405721
廊坊市佳艺印务有限公司印刷
各地新华书店经销

开本 850 × 1168 1/32 印张 3.75 字数 81 千字
2001 年 2 月第 1 版 2025 年 3 月第 3 次印刷
书号 ISBN 978 – 7 – 80156 – 138 – 1

定价 18.00 元
网址 www.cptcm.com

服务热线 010-64405510
购书热线 010-89535836
维权打假 010-64405753

微信服务号 zgzyycbs
微商城网址 https://kdt.im/LIdUGr
官方微博 http://e.weibo.com/cptcm
天猫旗舰店网址 https://zgzyycbs.tmall.com

如有印装质量问题请与本社出版部联系（010-64405510）

出版者的话

祖国医学源远流长。昔岐黄、神农，医之源始；汉仲景、华佗，医之圣也。在祖国医学发展的长河中，临床名家辈出，促进了祖国医学的迅猛发展。中国中医药出版社为贯彻卫生部和国家中医药管理局关于继承发扬祖国医药学，继承不泥古、发扬不离宗的精神，在完成了《明清名医全书大成》出版的基础上，又策划了《中国百年百名中医临床家丛书》，以期反映近现代即20世纪，特别是新中国成立50年来中医药发展的历程。我们邀请卫生部张文康部长做本套丛书的主编，卫生部副部长兼国家中医药管理局局长佘靖同志、国家中医药管理局副局长李振吉同志任副主编，他们都欣然同意，并亲自组织几百名中医药专家进行整理。经过几年的艰苦努力，终于在21世纪初正式问世。

顾名思义，《中国百年百名中医临床家丛书》就是要总结在过去的100年历史中，为中医药事业做出过巨大贡献、受到广大群众爱戴的中医临床工作者的丰富经验，把他们的事业发扬光大，让他们优秀的医疗经验代代相传。百年轮回，世纪更替，今天，我们又一次站在世纪之巅，回顾历史，总结经验，为的是更好地发展，更快地创新，使中医药学这座伟大的宝库永远取之不尽、用之不竭，更好地服务于人类，服务于未来。

本套丛书第一批计划出版140种左右，所选医家均系在中医临床方面取得卓越成就，在全国享有崇高威望且具有较高学术造诣的中医临床大家，包括内、外、妇、儿、骨伤、针灸等各科的代表人物。

本套丛书以每位医家独立成册，每册按医家小传、专病论治、诊余漫话、年谱四部分进行编写。其中，医家小传简要介绍医家的生平及成才之路；专病论治意在以病统论、以论统案、以案统话，即将与某病相关的精彩医论、医案、医话加以系统整理，便于临床学习与借鉴；诊余漫话则系读书体会、札记，也可以是习医心得等；年谱部分则反映了名医一生中的重大事件或转折点。

本套丛书有两个特点是值得一提的：其一是文前部分，我们尽最大可能收集了医家的照片，包括一些珍贵的生活照、诊疗照，以及医家手迹、名家题字等，这些材料具有极高的文献价值，是历史的真实反映；其二，本套丛书始终强调，必须把笔墨的重点放在医家最擅长治疗的病种上面，而且要大篇幅详细介绍，把医家在用药、用方上的特点予以详尽淋漓地展示，务求写出临床真正有效的内容，也就是说，不是医家擅长的病种大可不写，而且要写出“干货”来，不要让人感觉什么都能治，什么都治不好。

有了以上两大特点，我们相信，《中国百年百名中医临床家丛书》会受到广大中医工作者的青睐，更会对中医事业的发展起到巨大的推动作用。同时，通过对百余位中医临床医家经验的总结，也使近百年中医药学的发展历程清晰地展现在人们面前，因此，本套丛书不仅具有较高的临床参考价值和学术价值，同时还具有前所未有的文献价值，这也是我们组织编写这套丛书的初衷所在。

中国中医药出版社

2000年10月28日

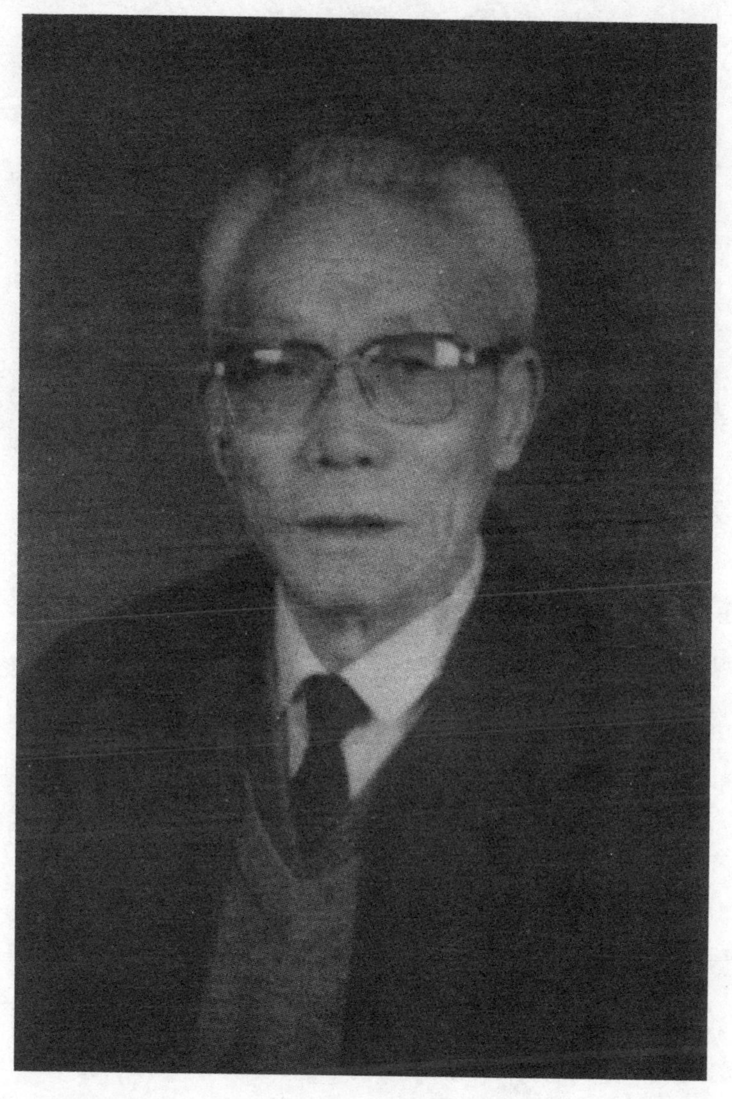

榮譽不爭
學術不讓

張珍玉
2000年6月

内容提要

本书详细介绍了张珍玉先生一生的理论成就与实践经验，全书共分四部分，即医家小传、专病论治、诊余漫话、年谱，其中“专病论治”一节充分反映了张珍玉先生临床独到之处，是其临证经验的高度概括和总结。

编者的话

张珍玉先生是我国著名教授，中医界首批硕士生、博士生指导教师。先生一贯勤于读书，严于治学，而今岁至耄耋，精神矍铄，反应敏锐，思路清晰，执教于博士教学第一线，为祖国、为人民、为中医药事业、为世界医学之林，输送着一批批优秀的高级人才。先生事业的成功和业绩，令同行者赞美、垂涎。我们有幸随师习医、业医、执教，聆听先生教诲，侍医左右，接受先生高尚医德之熏陶，精湛医术之指导，感慨良多，亟欲奋笔疾书。因此，集先生老、中、青结合诸弟子，将听课、坐诊、问难求教之所闻、所见、所悟、所得先生的学术观点、治学精神、崇高医德情操等足以垂范后世者，编辑成书奉献于世，是我们的共同心愿。适得中国中医药出版社吴少祯先生之真知灼见，超前思维与我等似心有灵犀遥相呼应，助我们梦想成真，以此书向先生八十寿辰献礼。

全书内容从三方面展现先生勤奋治学，仁术施医，无私执教，创新研究的业绩。首先，是医家小传：言简意赅地介绍先生习医、业医、执教、科研、治学、处世的风雨年华及其铸造的成就。向读者捧出这位集慈祥与严肃、平易多风雅、宁静又热烈、博大而精深、大医兼学者于一身，形体瘦削，健康刚毅，风度翩翩，令人至尊至敬，却又实实在在的师长形象。其次，介绍先生业医过程中的专病论治特点：治不分科，疗有专长，以效取胜，芳名远扬。第三部分，诊余漫话：是先生诊病期间、授课之时的精湛医案、医论、医话的汇编；也记载着先生弟子们的心得；体现先生教书重育人，治病施仁术，继承本诸经，发明无字处，博学取众家，“长”“短”尽学问，研究立前瞻，古今通中外的特点。

尽管这些内容大多经先生过目，但仍会因种种原因，特别是我们自身水平和能力的限制，未必能全面准确地反映先生的学术思想和水平，挂一漏万及错误均在所难免，谨请同道批评指正。

迟华基

2000 年 6 月 7 日

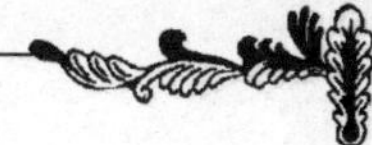

目　录

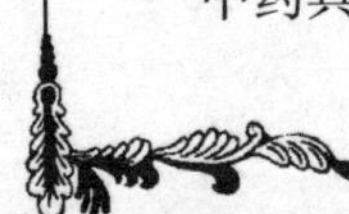

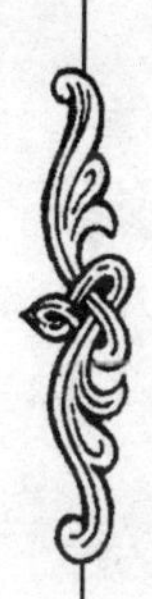

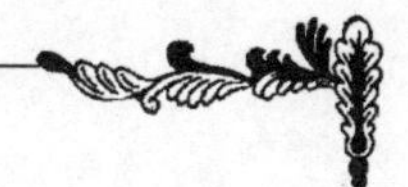

医家小传

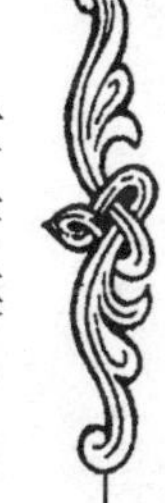

张珍玉，1920年11月出生于山东省平度县一个中医世家。尊翁悬壶青岛，医术精湛，活人无算。先生16岁中学毕业移居青岛，目睹父亲的事业，向往不已，即与兄长共谋随父习医事宜，父亲望子成龙，自然欣喜应允。

一、严父施教苦学医

尊翁乃名副其实的严父，唯恐儿子懈怠学业，从开始就紧抓不放，谨守计划行事。要求先生兄弟白天侍医左右，夜晚读书、背诵。始学浅显通俗的《医学三字经》《药性赋》《汤头歌诀》《濒湖脉学》类，必须背诵。继之攻读言辞古奥难解的经典著作：《素问》《灵枢》《难经》《伤寒论》和《金匮要略》，尊翁视其为医学之圭臬，要求佳句能出口成诵并深解其理。为确保质量，尚处贪玩年龄的先生兄弟，不时遭遇父亲之“偷袭”。时而结合病情问经文，时而直指经文言病证。严师出高徒，得益于严父施教，先生很快就有了扎实

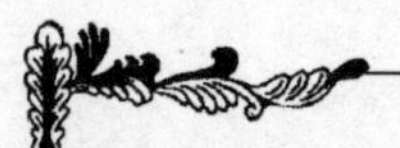

的理论和见证众杂而不乏疑难的经验。此即先生耄耋之年开口诵经典，瞑目称诸家，如数家珍历历在目的基础。真是苦在其中，更乐在其中，唯我先生清楚。

二、初出茅庐曾无奈

任何科学，任何时候，理论与实践之间总有差距。对初出茅庐的医生就更是司空见惯，因为医生面对的是世界上最精灵、最高贵、最复杂的人。先生刚出茅庐就领略了初诊的尴尬。首次独立出诊本害怕，又逢寒风透骨的严冬，一路上心怯肢颤。直面病人又发现他是年过八旬风采夺人的经理，能不轻人？原本打怵的“小医生”，紧张中乱了阵脚。诊，无处下手，不诊，已无退路。忘了问病就匆匆切脉，不觉自投了病人惯设的“罗网”，乱麻样的心神全无头绪，许久也诊不出是什么脉。虽在隆冬已经汗颜，只好反问病人，在恐惧中预料的事发生了，病人答曰：“你试过脉不知是什么病吗？”借尊翁之“光”，老先生为小医生竖起了下台的阶梯：我咳嗽吐白痰，喘气困难，遇冷犯病，已经十几年了。回去问问令尊，再开方。揪着的心顿时松开了，回到家中将诊病过程如实禀报，并开出二陈汤加味的处方，恭候教诲：此为外邪诱发痰喘咳嗽，应有解表药，小青龙汤加减更精当。刻骨铭心的无奈和教训，时过半个世纪先生记忆犹新。借以告诫自己的学生，生动具体而亲切。令那些对自己祖父辈的老师敬而生畏的学生倍感慈爱，活跃的思维汩汩而至。

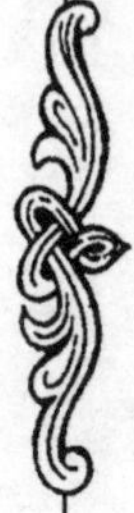

三、谦虚好学，博采众家

先生不满足于家尊高超的医术，父亲更渴望爱子博采众

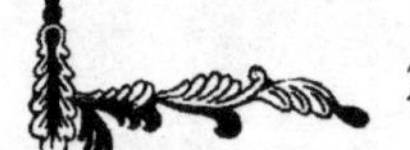

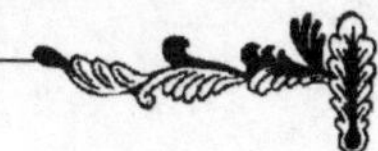

长。共同的心愿促使先生带着强烈的求知欲望跨出家门拜访名医，聆听高见。当时青岛颇有名气的京医谢文良老先生便是其一。然而限于时代，日寇入侵时局动乱，西医已盛，况余云岫之流猖狂反对中医，国民政府极力扼杀中医，拜名师已属不易。刻苦自学是最可靠的途径和方法。在父亲指导下，四大经典手不释卷；金元四家之作孜孜以读；赵献可、李中梓、张景岳之论张口即出；缪希雍的《本草经疏》、吴昆的《医方考》、王旭高的《西溪书屋夜话录》等更受先生之宠。先生八旬高龄仍坚持在博士教学第一线，每周两次专家门诊，半天门诊量多达 80 余人次，人家就诊者天天不断，从未见先生有烦倦之意。学生为免先生过度劳累，试图采取门诊限量，先生说：为了你们能多见些病，也为了满足病人，还是不要限制。面对纷纷攘攘的病人，先生敏锐地观察，流畅地对答，轻巧严谨的处方用药，在经济大潮冲刷灵魂的今朝可谓罕见。更令人钦佩的是先生对自己诊治过的病人，病情、诊治结果和处方及其加减用药记忆清晰，以至于次日或数日后对学生的疑问讲解有条不紊，对此年轻人自愧不如。让先生谈谈妙诀，老人家平淡地一笑：熔众家思维于一“颅”，智不乏源。

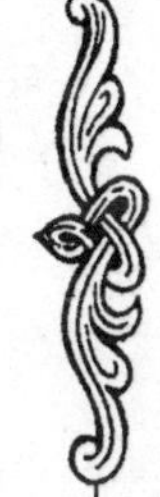

四、“三折肱”工巧神圣

先生熟读经典，深谙“工巧神圣”称“上工”之理。学医之始就要求自己谨守古训：“胆欲大心欲小，智欲圆行欲方”，立足于巨圣的臂膀，不畏“三折肱”立誓做良医。《大医精诚》常记心中，鞭策自己言与行。《医宗金鉴》《医宗必读》无不用谁背谁，何以至此纯熟？先生坦诚直言：昔为做大医，今要为人民。光有为人民服务的思想，没有为人民

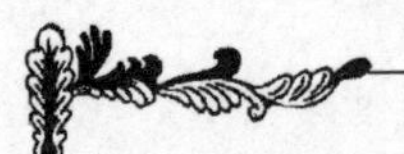

服务的本领不行；有本领没有为人民服务的心也不行；要处理好两者的关系；多读书常背诵自有诊治方法蕴其中。先生50年前曾诊治一远亲，系医院见如死状，不予治抬回家中者。请先生处方，先生诊罢，谦辞："医院条件好都治不了，我岂能治好？"病家说：请您试试吧！病已如此，死也不关你的事。先生仅凭病人目赤一症断为阳厥，予四逆散两剂而苏。另一男性已过而立，久罹胃疾身羸脉弦大，先生诊毕谓此疾难已，未开处方，不久病人果逝。先生曰：此脉证不合谓之逆。可谓工巧神圣，大医也，先生时年刚满而立。

五、年近不惑执教鞭，岁至耄耋锲不舍

1956年党和人民政府为振兴中医事业，决定建立中医自己的大学，山东中医进修学校应运而生，先生作为师资培养对象首批被推荐入学。36岁的青年为中医药事业离开了美丽的岛城，温馨的家，告别了妻儿老小，选择了以荒凉破旧失修庙宇为校址的进修学校，夜以山风狼嗥为伴，昼与书纸笔墨做侣。牵挂、孤独、思念萦绕心间，边学习边授课重任在肩。先生终以优异成绩于1959年被选入山东省唯一的中医高等学府——山东中医学院任教。先生学本四大经典：《内经》《难经》《伤寒杂病论》《神农本草经》。师古不泥，崇仲景，采众长；教书又临证，数十年如一日，论理通俗易懂，又有实践佐证；授课内容丰富而生动，实事求是不讲玄学，极受学生爱戴与尊重。即使十年浩劫，先生依然故我，既未犯错误，也未受冲击，更没放弃斗争。浩劫之年"破旧立新"编教材，有人提出废五行存阴阳，先生幽默地说："那是没有赫鲁晓夫的赫鲁晓夫"，在啼笑皆非中为中医学保住了论理工具——五行学说，足见先生之睿智。

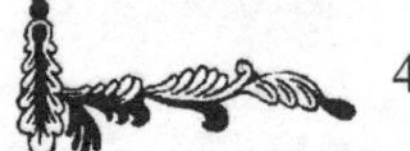

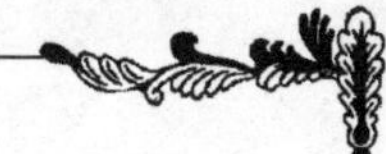

“四人帮”倒了，浩劫终止了，科学的春天来了，先生青春再现，著书立说成就非然；首批晋升副教授、正教授；首批创建了硕士点、博士点；首批成为硕士生导师、博士生导师；首批享受政府特殊津贴；先后担任山东省第四、五、六届政协委员；中国中医药学会内经、中医基础专业委员会顾问，山东省分会中医基础理论委员会主任；被评为全国优秀教师，山东省科教兴鲁先进工作者，山东省卫生系统先进工作者；其科技成果分获山东省科学技术委员会二等奖、三等奖；主持的教学科研课题《藏象经络学》教材建设，荣获山东省教委优秀教学成果二等奖。其业绩收载于《齐鲁科技精英》。另外《山东省有重要贡献专家名录》《中国当代名人录》《英国剑桥大学世界名人录》等书中皆有先生之英名。

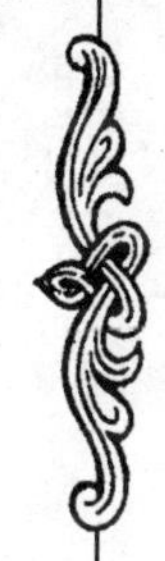

先生虽然岁至耄耋，依然思维敏捷，现带有博士生3名，坚持上课每周8学时，带学生门诊实习每周8学时。对教育事业忠心耿耿，为病人除病痛无欲无求，不辞劳苦，实乃学生之师表，公民之楷模。

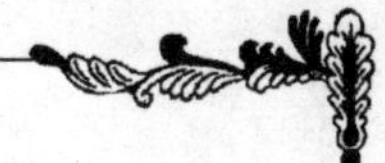

专病论治

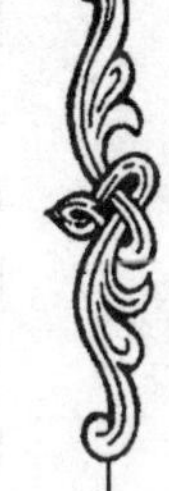

咳 嗽

治咳之要在宣降

一、咳为肺病

《素问·咳论》曰："五脏六腑皆令人咳，非独肺也。"咳嗽一症，虽可由其他脏腑病变引起，不仅限于肺，但其病位则在肺，其直接病机是由肺气上逆所致。故《医学三字经·咳嗽》曰："咳嗽不止于肺，而亦不离乎肺也。"《景岳全书·咳嗽》亦云："咳症虽多，无非肺病。"

五脏各有其生理特性。肺主宣发肃降，调理全身气机升降出入，人所共知。先生总结多年的理论教学与临床实践，提出：肺之宣发，宣中有降；其肃降，降中有宣。他引《灵枢·决气》"上焦开发，宣五谷味，熏肤、充身、泽毛，若

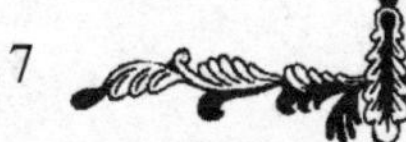

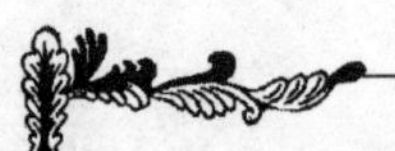

雾露之溉”之言，示肺宣而后降之理；以《素问·经脉别论》“脾气散精，上归于肺，通调水道，下输膀胱，水精四布，五精并行”之论，明肺降中寓宣之机。宣降相因，则气机通畅。因此，不论何因，一旦影响肺之宣降，气机壅滞，外不能达，内不能降，则生咳嗽。故经曰：“诸气膹郁，皆属于肺”，膹为气逆咳喘，郁为痞塞不通。气逆责之于肺气不降，痞塞责之于肺失宣发。

二、治咳必辨内外

先生认为：临证对于咳嗽的辨治，当首辨其外感与内伤。咳嗽虽由肺失宣降而致，但失宣多由外邪所闭，不降常因内伤劳倦所为，故咳嗽分为外感与内伤两端。究其治法，亦不外两途：外感重在宣发，佐以肃降；内伤重在肃降，佐以宣发。宣与降的侧重，既应注意药味的比例，又须留心宣降剂量的比例，还需根据肺失宣降的程度，酌配升降药对、参以调理气机的动药，组成一方。据此先生明确提出了“治咳之要在宣降”之独到见解。

（一）外感宣为主，肺宣咳自平

外感邪气，不管属寒、属热，多影响肺的宣发功能，气不得宣，冲逆激荡，即发为咳嗽。故治重在宣，一则以宣驱散外邪，一则借宣助肺之宣发。肺为相傅之官，助心治理全身，助脾肾行水，助肝调气。外感六淫邪气，从肌表皮毛口鼻而入，导致肺的宣发功能失常，气机郁滞，则见鼻塞流涕，胸闷气促；肺气上逆，故咳嗽；外邪束肺，肺失宣散，津聚成痰，故咳嗽多有痰。由于外感咳嗽以肺失宣发为病机，故其治疗当突出“宣”字：风寒咳嗽，治以辛温宣肺，

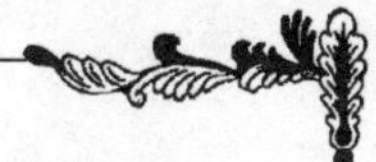

方选杏苏散、华盖散；风热咳嗽，宜辛凉宣肺，方用桑菊饮或银翘散；肺燥咳嗽，应清燥润肺止咳，可用沙参麦冬汤。虽六淫皆可影响及肺，而致咳嗽，但临证所见以风寒居多，即如张景岳所云“六气皆令人咳，风寒为主”。

先生认为：由于气候的变化，时代的变迁，以及饮食条件、居住生活条件的改善，当今人们多体质壮实、阳盛有余。故外感风寒，多从热化，而见发热、咽痛，咳痰黄稠等症。依据中医学辨证求因的原则，外感咳嗽多属风热咳嗽，治以清热疏风，宣肺止咳。先生根据多年临床经验，自拟“桑薄清宣汤”一方，临证加减，常获神效。方药组成：桑叶 9 克，薄荷 6 克，牛蒡子 6 克，桔梗 6 克，炒枳壳 5 克，前胡 6 克，生白芍 6 克，紫菀 6 克，川贝 6 克，甘草 3 克。水煎服，日一剂，分两次温服。临证加减：咳甚，加炒杏仁；痰多色白者，加陈皮、姜半夏；痰黄色稠者，加青竹茹、青果；干咳无痰者，加沙参、麦冬；兼发热者，加双花、连翘；兼恶寒、鼻流清涕者，加芥穗。方中以桑叶、薄荷清肺疏风、宣散风热为主药；桔梗宣肺止咳，炒枳壳降肺下气，两者相配，宣中有降，共同燮理气机升降，以复肺之宣降之职；配伍牛蒡子清热利咽，前胡清热降肺化痰，紫菀、川贝止咳化痰共为辅药；佐生白芍清热养阴，且扶阴而不敛邪；甘草调和诸药。诸药合用，共奏疏风清热，宣肺止咳之功。此方加减治疗外感咳嗽，不分长幼，多两三剂咳止病愈。如先生曾治一小儿，女，6 岁，1997 年 10 月 14 日就诊。小儿因外感，先发热后咳嗽，曾服用诸止咳药及应用诸抗生素，发热退，咳嗽不止，晨起及睡前为甚，夜间不咳，痰少色黄难以咳出，伴咽喉色赤肿痛，舌红苔薄黄，脉数。四诊合参，证属外感风热、肺气不宣，治以疏风清热、宣肺

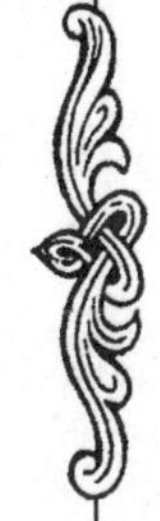

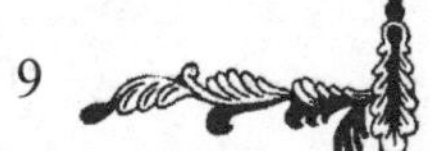

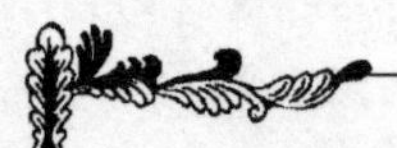

止咳，以桑薄清宣汤加减。服药一次，咳嗽减轻，夜眠安定，一剂咳嗽大减，痰量明显减少；二剂而咳嗽止，诸症愈。

（二）内伤降为主，气降咳自愈

内伤咳嗽可由痰湿阻肺、肝火犯肺、肺阴亏虚、肾水上泛等引起。但临床最多见的是痰湿阻肺，常见于老年性慢性支气管炎，支气管扩张等。“肺为贮痰之器”，肺的肃降功能失常，气机不降而上逆，故见胸闷憋气，肺气上逆，则咳嗽气喘，痰随气逆，则咳痰量多。治疗内伤咳嗽立足“降”字：采用清热、养阴、化痰止咳等法，选用泻白散、百合固金汤、三子养亲汤等加减治疗。

先生认为：临床所见内伤咳嗽多为痰湿阻肺。遵《金匮要略》“病痰饮者，当以温药和之”之法，温中化痰，降逆止咳。方选二陈汤加减：姜半夏6克，橘红9克，云苓9克，炒白术9克，五味子6克，桔梗6克，炒枳壳6克，前胡6克，紫菀6克，川贝6克，甘草3克。方中以二陈汤燥湿化痰，理气和中；桔梗、枳壳一升一降，化痰止咳；白术健脾祛湿，消其生痰之源；前胡、紫菀、川贝化痰理气宣肺止咳；加五味子养阴敛肺止咳；甘草健脾化痰、调和诸药。诸药共奏燥湿化痰，降肺止咳之功。若痰黏难咯者，加竹沥或炒杏仁；痰黄黏稠者，加山栀；兼喘者，加旋覆花；兼气虚者，加人参或党参；喘急伴水肿者，加葶苈子；久咳及肾者，加沉香。如一患者，女，70岁，某事业单位职工，素有咳喘病史30余年，每于冬季加重或因外感而诱发，应用抗菌消炎药及止咳药，疗效不佳，于1997年11月20日求治于先生。诊其咳嗽阵作，痰多色白质稀，伴胸闷时喘，纳少倦怠，舌淡苔白滑，脉弦弱。证属痰湿阻肺，肺失肃

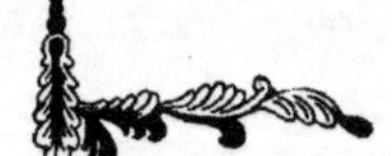

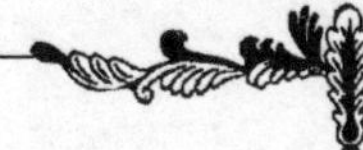

降，治以燥湿化痰，降肺止咳，二陈汤加味，水煎温服。3剂后咳嗽减轻，咯痰明显减少。继服6剂，咳嗽大减，咳痰少，纳食好转，身觉有力。继服6剂，痰祛咳止，诸症皆消。后以此方加健脾药和蜜为丸巩固之。两年后，患者因胸痛来诊，询其咳嗽之病，基本未再复发。

总之，咳嗽之症，病位在肺；临证之时，首辨外感、内伤；其治疗，外感咳嗽以宣肺为法，内伤咳嗽则以降肺为治。但应注意肺之宣发与肃降是相反相成，不可分割的两个方面。因此，治咳之时，宣肺勿忘降气；降肺注意宣散，宣降相合，升降相因，以复其职。此即先生用药中非常注重“桔梗”与“枳壳”之升降配伍原因之所在。

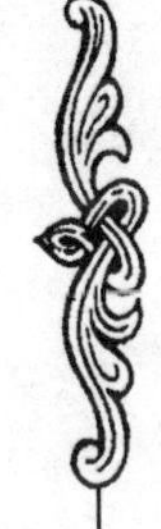

脱　发

治脱发离俗，求治于肺

脱发为临床常见病症之一，多见于青壮年。老年人脱发，多为生理性脱发。脱发有稀脱和斑脱之别，虽对全身健康影响不大，但对患者，尤其青年男女常常会带来一定的思想负担和心理压力。

中医学认为：发为血之余，为肾之外荣。此处之血，指肝血而言，肝血亏虚，发失所养，则易致头发斑白或脱落。《素问·五脏生成》曰：“肾之合骨也，其荣发也。”发虽为血之余，但与肾的盛衰密切相关。肾藏精，肝藏血，肝肾同源，精血互化。故脱发之证常以肾气不足或肾精亏虚为其主要病机。外感内伤皆可致肾气不足，外感热病，久羁不愈，

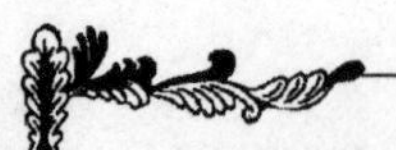

耗伤肾阴；内伤或房劳太过，暗耗精血，皆可导致肾精亏耗，或肾气不足，发失所养而致脱发。临证之时治疗脱发，大都遵循此理，专用滋肾填精或补肝养血之法。或有治验者，但亦多无效。

先生以“皮之不存，毛将焉附”和《灵枢·经脉》“皮肤坚而毛发长”的理论为指导，独辟蹊径，提出了“脱发治肺”的理论。先生认为：皮肤乃肺之合，头发生于皮，皮毛与肺的关系是通过气的作用来实现的。许多脱发患者，从养精补血调治而疗效不显，是忽视了气与精血的密切关系之故。《素问·痿论》曰：“肺主身之皮毛。”《素问·五藏生成篇》云：“诸气者，皆属于肺。”肺主一身之气，又外合皮毛，肺与皮毛的联系是通过卫气实现的。“卫气者，所以温分肉，充皮肤，肥腠理，司开合者也。”（《灵枢·本脏》）诸经之气，归宗于肺，赖肺的宣发与肃降作用，布散周身，外达皮毛。正如《灵枢·决气》所说：“上焦开发，宣五谷味，熏肤、充身、泽毛，若雾露之溉，是谓气。”卫气亦在肺之宣发作用下，循脉外运行，输精于皮毛。若肺气虚弱，则宣发无力，卫气不布，肌肤失养，毛发随之枯槁或脱落。《灵枢·经脉》曰：“手太阴气绝，则皮毛焦。太阴者，行气温于皮毛者也，故气不荣，则皮毛焦。”李东垣亦云：“脉弦气弱，皮肤枯槁，发脱落。”脉弦为肝病，肝藏血，肝血衰少，气弱不足，皮毛失养，故见皮肤枯槁，头发脱落。此外，脱发之人，除见头发稀疏、萎黄不泽外，多伴体倦乏力，少气懒言，动则汗出等症。可见，肺气虚衰为脱发的主要病机。

《难经·十四难》曰：“损其肺者，益其气。”肺气足则卫气充，卫气充则皮肤坚，皮肤坚则毛发长。治疗以补肺益

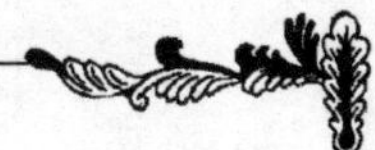

气、养血和营为法。先生根据脱发的机理、表现，结合中医基础理论，自创“黄芪益气汤”一方为主加减，治疗脱发，疗效甚佳。方药组成如下：生黄芪20克，党参15克，当归9克，炒白芍9克，炒白术9克，桂枝6克，桔梗6克，茯苓9克，炙甘草3克。水煎服，日一剂，两次分服。方中以四君子汤加黄芪补气固卫；白芍、桂枝调和营卫；当归养血和血；桔梗色白入肺，载药上行。诸药合用，补肺固卫、调营实表。气实营足，则精血自化；卫充表坚，则毛发自生。

先生曾治一患者，女，42岁，头发全脱5年有余。开始梳头发落，渐至头发渐疏，头皮外露。虽多方医治，未有效果，心理压力极大，后求治于先生。初诊之时，虽天气炎热，患者仍头戴帽子，帽沿四周装以假发。详诊之，患者素日少言懒动，动则气喘，易于汗出，舌脉如常。观前医所用方药，皆以养血补肾为治，且汤丸并用，却均无疗效。审证求因，病属肺虚卫弱，毛发失养。治当补肺固卫，益气和血，以黄芪益气汤加减。服20剂，头部生出细微黄色嫩发，药已中的，效不更方。继服原方10余剂，头发渐黑且粗壮。随将原方倍量，研粉蜜丸服之，以图后效，三个月后，黑发全生，一如常人。

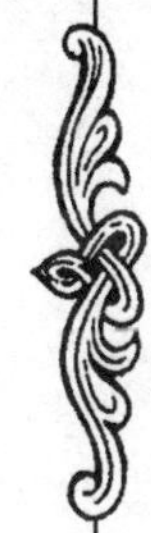

消　渴

治消无分上中下，唯取都气加黄芪

消渴之名，首见于《内经》。《灵枢·五变》曰：“五脏皆柔弱者，善病消瘅。”《素问·奇病论》云：“此肥美之所

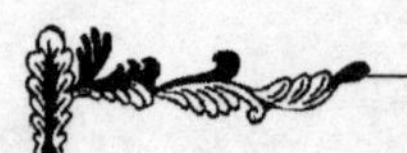

发也，此人必数食甘美而多肥也。肥者令人内热，甘者令人中满，故其气上逆，转为消渴。”指出消渴的形成与五脏虚弱，以及过食肥甘，体质肥胖等因素有关。

消渴一证，古人就其表现而分为上、中、下三消：“多饮”为主者，病在肺，为上消；“多食”为主者，病在胃，为中消；“多尿”为主者，病在肾，为下消，故以“三多”而定名。即如《外台秘要·消中消渴肾消》篇引《古今录验》说：“渴而饮水多，小便数，有脂，似麸片甜者，皆是消渴病也。”消渴可由素体阴虚，饮食不节，外加情志失常，劳欲过度所致。其病机为阴虚内热。临证治疗，一般依据其症状特点不同，将之归结为上、中、下三消，而分别采取清肺生津、清胃泻火、滋肾养阴之法进行治疗。

先生经数十年临床体验，认为消渴之病，虽有上中下三消之分，但其主要病机在于肾虚内热。盖肾为水脏，若真水不竭，则无渴饮之患。五脏之津液皆本于肾，肾阴虚则阳旺，故渴饮不止而消谷善饥；肾为胃之关，关门不利，故渴饮而小便多也。加之肾阴亏虚，无力制火，火旺则煎熬脏腑，火因水竭而益烈，水因火盛而益干，故饮多而不济渴，此名消渴。正如《临证指南医案·三消》所说：“三消一证，虽有上中下之分，其实不越阴亏阳亢，津枯热淫而已。”赵献可在《医贯》中亦云：“治消之法，无分上、中、下，当先治肾为急。”

为此，先生用都气丸变汤剂加黄芪，治疗本证，无论新久，每获良效。其中之六味地黄汤，治肝肾之不足，真阴亏损，精血枯竭，消渴淋沥等证。五味子之咸酸，而长于保肺气，滋肾水，收心气，生津止渴，合六味地黄汤不但加强滋补肝肾之阴，且能制其火旺，从而津生渴止，加黄芪借其生

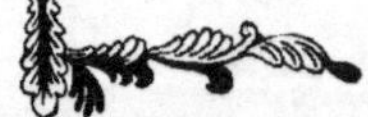

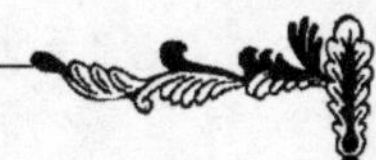

发之性，故能补气升阳，温运阳气以生血，助气化水，气化则津生，颇合都气之意，故运用此方以治消渴，效果满意。

方中熟地改用生地：

生地12克，山萸肉9克，炒山药9克，丹皮6克，茯苓6克，泽泻6克，五味子9克，黄芪20克。水煎，分2次服，每日1剂。忌辛辣烟酒，炙煿之物。

王某，女，60岁，干部。

自诉3年前患糖尿病，执医院化验单，尿糖（+++），血糖180毫克%，渴饮不止，每日能喝3暖瓶（6~8千克）水，食量大且易饥，小便亦多。身体较胖，自觉周身乏力，动则气短，且足跟部有一痈肿已半年。诊其脉滑数，舌无苔而红干，即处方都气丸加黄芪方，剂量同上。服10剂后，病情大减，效不更方。继服10剂，三多症已不明显，脚跟痈肿已消退过半，唯时有口干，不饮水亦可支持，尿糖化验正常，但血糖仍偏高，嘱将原方用量各加倍配成水丸剂服用，每日服2次，每次服9克以巩固疗效。后因血压高来就诊，询及前病自云无明显症状。化验多次尿糖虽无，但血糖略偏高。

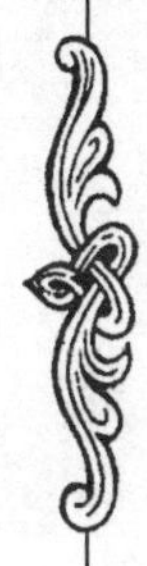

心　悸

勿执养心安神，唯务燮理阴阳

心悸怔忡古人分为二证。心悸又称惊悸，虞天民说：“忽若有惊，惕然心中不安，其动也有时；怔忡者，心中惕惕然动摇不停，其作也无时。”指出心悸为突然受外界声音

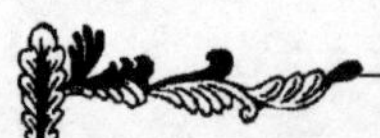

等刺激，发生心跳不安；怔忡则不因受惊而终日自觉心跳不安。一般认为，怔忡多由心血不足所致，如《济生方》指出："夫怔忡者，此心血不足也。"《丹溪心法·惊悸怔忡》亦云："怔忡者血虚，怔忡无时，血少者多。"戴元礼认为：心悸病位在心，怔忡病位在肾；心悸为心血虚，怔忡为肾精怯；治疗上提出"惊则安其神，恐则定其志"。当今中医临床上，多强调心之气血阴阳亏虚为心悸之本，将心悸分为心虚胆怯、心血不足、阴虚火旺、心阳不足，以及水饮凌心、心血瘀阻等证型进行治疗。

先生认为：心悸与怔忡本为一证，不能分为二证。血虚固然可致心悸，但心悸未必尽为血虚，如水气凌心，痰火内扰等皆能引起心悸；肾精亏乏，精不化血而怔忡者有之，但怔忡未必皆属肾精亏耗。心悸怔忡实为一证，只不过程度上的轻重而已，心悸较怔忡为轻，而怔忡则重于心悸也。二者只有轻重之别，而无心肾之分。

心之阴阳不调为其病机　心主血脉而藏神志，心阴心阳的相互协调，心脏功能方能维持常度。若心阴和心阳任何一方的不足或亢奋，致心之阴阳不得协调，都会出现心悸或怔忡。心悸、怔忡是心病必有之症，可由许多疾病引起。若因其他病证所致者，当治其主病，主病愈而心悸怔忡自愈；若心病所引起心悸怔忡者，当治心之阴阳，阴阳协调，其心悸怔忡即愈。

因此，先生指出：治悸不在养心安神，而在燮理阴阳。心悸怔忡虽有轻重之分，但均因心之阴阳偏颇所致。心阴偏虚者，则兼烦躁，且心惊而悸，头目昏晕而胀，或有失眠，体倦乏力，食少便干，脉细数而无力，舌绛少苔等症。心阳偏衰者，自觉心吊悬终日惊惕不安，胸闷有恐怖感，且自

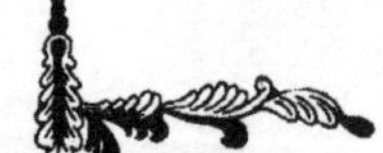

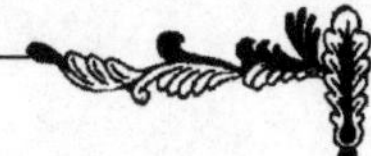

汗畏寒，困倦无力，饮食纳呆，小便清而大便不爽，脉缓弱，舌淡苔薄等症。心悸怔忡兼见结代脉，则为阴阳偏颇不能顺接协调更为明显。治疗本证不在养心安神，而重在调整心之阴阳偏颇，使其阴阳顺接协调则心悸怔忡可除。仲景之炙甘草汤虽为伤寒而设，但治疗杂病之心动悸，脉结代，加减得法，确有良效。从本方药物组成看，是阴药与阳药相互配伍，从而达到调整心之阴阳偏颇而续顺接。其中阴药有生地、阿胶、麦冬；阳药有桂枝、生姜、清酒。临证之时，可适当加减以调整其阴阳之偏颇：阴偏虚者，可去清酒、麻仁，加郁金 9 克，以防阴药腻滞，且有入心行瘀之功；加生龙骨 15 克，以镇阴虚之浮阳；阳偏虚者，生地易熟地，加黄芪 20 克，助气以配阳，亦可加生龙骨 15 克，防阳之上浮。先生临床治疗心悸怔忡，炙甘草汤一般用量为：炙甘草 12 克，生姜 6 克，桂枝 6 克，人参 6 克（或党参 18 克代之），生阿胶 6 克，生地 9 克，麦冬 6 克，麻仁 6 克，大枣 6 枚，黄酒 100 毫升。

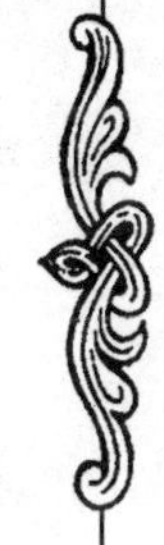

医案：李某，男，16 岁，初中学生。1975 年 2 月初诊。1974 年秋期终考试后自觉心悸不安，头昏，时失眠，烦躁，经某医院检查，无器质性病变，心电图正常，血压正常。经多方服药均无效，经友人介绍来诊。面无病容，营养中等，询问病情，言及心悸不安，特别有声音时心悸，即便突然的脚步声或带门声，都能引起心跳。且时有失眠，头昏不清，记忆力减退，饮食、二便正常，小便有时黄，诊其脉沉数而弱，舌红少苔。此为劳心过度，心阴亏虚所致。乃以炙甘草汤去清酒、桂枝、麻仁，加郁金 6 克，生龙骨 12 克，生地 9 克，生阿胶 6 克（烊化），麦冬 6 克，党参 12 克，大枣 6 枚，水煎 2 次，混合分 2 次服。嘱服 6 剂再诊。服完 6 剂

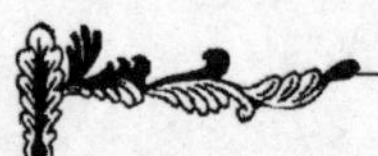

后，自觉头目清爽，心悸偶尔发作，诊其脉已无数象但弱耳，以原方加黄芪15克，继服6剂，其症消失。

慢性腹泄

气虚湿停是病本，脾肝肾同治为要法

泄泻一证，古人分为很多类型，但从字义上即分为两证：泄，有漏泄之意，其症时作时止；泻者，其势直下倾泻之谓。从时间上有暴久之别，暴泄者其势急，多水泄；久泄者其势缓，多稀软便。久泄亦称慢性腹泄，有濡泄、飧泄、五更泄等不同。慢性腹泄是一种比较顽固的病证，即便暂时治愈仍有复发的可能。先生几十年经验认为：在辨证的基础上固本培正方可痊愈，且无复发之患。

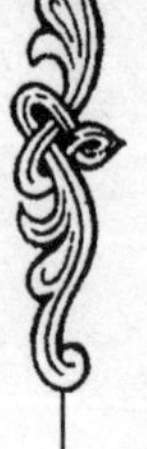

气虚不固，水反为湿是泄泻病机　慢性腹泄多由于暴泄失治致脾气虚衰，运化失权，脾胃积湿不化，升降失司所致。盖胃主受纳腐熟，脾主运化，同为气血生化之源。若后天失养，湿滞内停，或情志所伤等因素，每致脾气虚弱，饮食稍有不节，起居略有不适即可导致泄泻不止。由于脏腑关系密切，脾虚可导致肝乘，亦可累及肾阳。总之，气虚不固，水反为湿是本证的病机。脾虚则泄，泄则脾更虚，脾虚水反为湿而泄，泄则气虚不固，此为泄泻之常理。

健脾益气，舒肝温肾为治本证之要法“湿盛则濡泄”，“清气在下，则生飧泄”，濡泄、飧泄皆因脾虚。脾虚则不能升清降浊，脾虚则运化失权，水湿下流而为泄。脾虚则肝必乘之，脾阳根于肾阳，由此可知，久泄不但肝气乘之，同

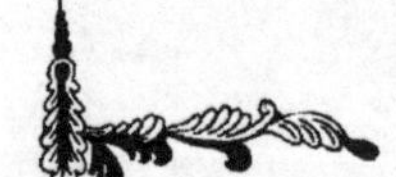

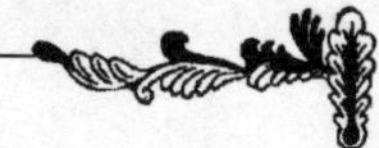

时肾阳亦受损，故本证在治疗上健脾益气为主，舒肝温肾为佐是其要法。脾健则湿消，气充则无下陷之患。脾健则肝无所乘，肾亦不受累。从药物上说，健脾的药物都有利湿的功效，而利湿药物未必有健脾之能。因此，在选用方药时，当须识此。此外，健脾虽能助气血之化生，但健脾不等于益气，益气亦不是健脾，只有在健脾基础上适当加入益气药物，才能相得益彰。舒肝温肾不但有助于健脾，同时也有益于肝肾，但温肾不宜过，以免主次不分。本证虽属慢性疾患，但不要妄用固涩，固涩虽有暂时之效，终非治本，故难痊愈。

据此，先生对本证采用加减参苓白术汤，每获良效，且疗效巩固。

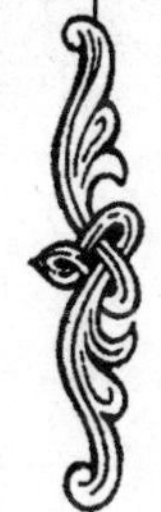

病案：丁某，男，32岁，空军某部技术员。五年前患慢性腹泄，每日2~3次，有时1~2次，每次泄稀软便，并有白沫，便前肠鸣腹痛，经医院检查为慢性肠炎，曾服黄连素等多种药物未能根治。1985年9月来诊。患者面容清癯，但精神不减，饮食尚可，时有腹胀，脉弦细，舌淡苔薄白。遂处以参苓白术汤加减治疗，处方：人参10克（可用党参15克代），炒白术9克，茯苓9克，炒山药9克，炒扁豆6克，炒白芍9克，柴胡6克，台乌药5克，焦山楂9克，甘草3克。水煎二次混合后分二次服，一日量。嘱服六剂，服药后便泄次数大减，腹痛肠鸣已止，仍稀软便，嘱继服前方，共服20余剂后便下如常。因届婚期不愿再服药，一年后其爱人来诊月经病，询及其腹泄未再发作。

按：本方以四君子汤健脾益气，配扁豆、山药以加强健脾之功，以白芍、柴胡疏肝以抑其乘脾，加焦山楂养肝以和胃，乌药温肾以利气，使肾得温以助脾，且使气机顺畅，而

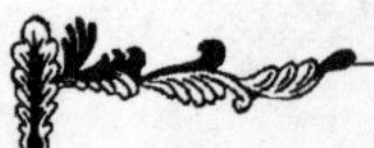

无积滞之患，故本方共奏健脾益气利湿止泻之效。

前列腺炎

从肝论治前列腺炎

前列腺炎是困扰成年男性的常见病，急性者表现为尿频、尿急、尿痛，会阴部痛等症；慢性者表现为少腹、会阴、睾丸不适，尿出白浊等。属中医“热淋”“劳淋”“精浊”等的范畴。目前西医治疗多采用抗菌消炎法，中医急性期常用利尿通淋法；慢性期则常从肾论治，但效果均不很理想。先生在中医理论指导下，结合长期的临床经验，总结出一套从肝论治前列腺炎的经验，验之于病人，每获良效。

一、理论根据

先生认为：前列腺炎之病本在肝。肝气不舒，气郁化热，湿热下注，瘀血、痰湿阻滞于前阴是其基本病机。其根据主要有以下几个方面：一则前阴是足厥阴肝经循行所经之处，《灵枢·经脉》篇说：“肝足厥阴之脉……过阴器，抵少腹。”肝气不舒，病必循经而发；二是肝主筋，而前阴为宗筋之所聚，日·丹波元简在《灵枢识》中说：“筋者聚于阴器。”故宗筋病本之于肝；三是肝主疏泄，调畅气机，肝气不舒，一方面可气郁化热，另一方面又可气滞湿停，使湿热聚于下焦；四是虽肾主二阴，司二便，但功能表现以闭藏为主，而阴窍之开合，精溺之所出，又依赖于肝主疏泄的调节

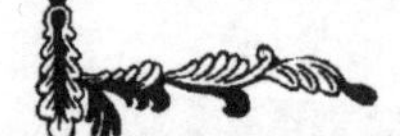

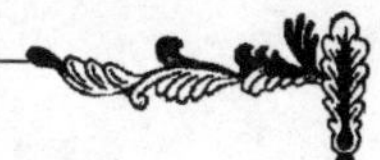

作用，疏泄正常，则精溺以时出，反之，则出现或遗精，或阳痿早泄，或尿出白浊、小便淋漓不尽等症；五是此病患者平素多有急躁易怒或郁怒的性格特点，而病后情志的变化又可加重原有的症状。

二、审定虚实，治肝为要

前列腺炎临床上可分为虚实，然不论虚实，治疗均可责之于肝。实者之病机为肝郁气滞，在此基础上又致湿热内生，流注于下焦，表现为尿频、尿急、尿痛等症，有时又可进而导致痰、瘀血等病理产物内生，出现睾丸肿胀疼痛，舒肝理气为其常法；虚者乃是由于肝病日久，肝肾同源，子盗母气，从而导致肾虚，成为虚实夹杂之证，临床表现为在原有症状基础上，又兼见腰膝酸软或性功能障碍等，治疗可采用肝肾同治之法，然孰重孰轻，以谁为主，当视具体情况而定。故而本病不论虚实，总以舒肝理气为第一要务。正如《景岳全书》所说："病之生也，不离乎气；而医之治病也，亦不离乎气。"治疗以逍遥散为基本方加减，药用：当归9克，炒白芍9克，柴胡6克，云苓9克，人参10克，炒白术9克，香附9克，郁金9克，炒川楝子9克，砂仁9克，甘草3克。分析本方，可知以理气为主的宗旨；气病及血，因此加入当归、郁金之血分药，郁金既可解郁，又能活血清热，于本病尤宜；以人参、白术、砂仁培补脾土，扶养后天，更有"先安未受邪之地"之义，以防肝气克犯脾胃。

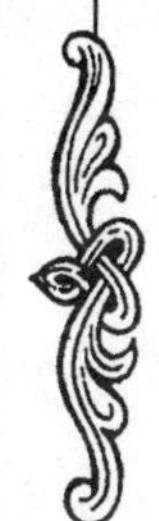

三、灵活变通，随症加减

前列腺炎的症状表现不一，变化多端，因此需在谨守病机的基础上各司其属，灵活变通，方能取得满意效果。常用

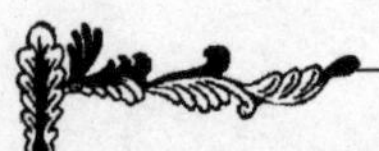

加减如下：伴有小便灼热、疼痛、尿频、色黄赤、口干、舌红苔黄、脉弦数者，可将炒白芍改为生白芍，加丹皮6~9克，炒山栀6~9克，萹蓄9克，瞿麦9克等清热利尿之品；伴少腹胀痛，下焦虚寒，便溏者，可加沉香6克，台乌药6克，炒小茴香9克，以行气散寒止痛；肝失疏泄，气不行水，或肝木乘脾致其运化失职而见有阴部潮湿者，可加泽泻6克，炒山药9克；肝气郁滞，痰瘀内生，睾丸肿胀疼痛者，加川芎9克，陈皮6克，山楂核9克，荔枝核9克，以活血化瘀，理气化痰散结；伴有腰膝酸软、遗精或阳痿，脉沉弱等肾虚症状者，可配伍补肾之方药，以基本方配伍六味地黄丸加怀牛膝6克。但在补肾，特别是补肾阴时应考虑到患者是否有气滞湿停的情况，以防产生养阴反助湿的弊端，可适当配伍利湿之剂。

四、典型病例

病例1：患者，男，38岁，1997年8月5日初诊。主诉：会阴部疼痛不适1年余，加重伴尿频、尿急、尿痛1月。症见小便灼热疼痛，尿频、尿急、尿痛、小便黄赤、心烦眠差，舌质红，苔薄黄，脉弦数。前列腺液常规示：卵磷脂小体减少，WBC（++），脓细胞（+）。辨证为肝气不舒，湿热下注，治以舒肝为主，佐以利尿通淋。处方：当归9克，生白芍9克，柴胡6克，云苓9克，郁金9克，台参15克，炒白术9克，通草6克，炒川楝子9克，萹蓄9克，瞿麦9克，琥珀3克（分2次冲服），砂仁9克，甘草3克。水煎服3剂，日1剂。

二诊，诸症同上，但悉减，仍心烦，舌尖红赤，苔薄黄，脉弦数，上方去琥珀、通草，加炒山栀9克，丹皮9克

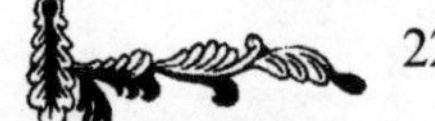

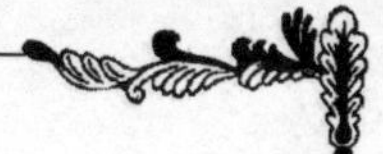

以清心火，水煎服3剂，日1剂。

三诊，尿路刺激症状基本消失，情志渐和，惟觉会阴部、尿道不适及尿后小便余沥，舌稍红苔薄白，脉弦，于上方去萹蓄、瞿麦等清热利尿之品继服。随症加减1月后，诸症尽消，前列腺液复查均为正常。

病例2：患者，男，36岁，韩国留学生，1997年9月10日初诊。主诉：少腹痛2年，加重伴尿灼热2月，诊为前列腺炎。症见少腹胀痛，小便灼热、混浊、淋漓不尽，阴部潮湿感，心烦易怒，伴腰背酸痛，盗汗，舌体瘦小，舌质红，苔薄黄，脉沉弦弱。辨证为肾虚肝郁，治以补肾为主，兼以舒肝。处方：生地9克，炒山药9克，丹皮6克，云苓9克，怀牛膝6克，泽泻6克，山萸肉9克，人参10克，生白芍9克，柴胡6克，砂仁9克，甘草3克。水煎服3剂，日1剂。

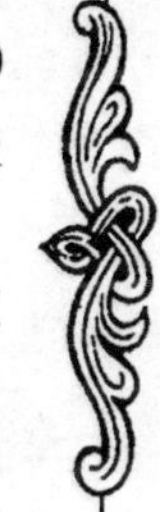

二诊，腰背酸痛症消，余症同前但均减，舌质红，苔薄黄稍腻，脉弦数，证属肝郁湿热，改方为：当归9克，炒白芍9克，柴胡6克，云苓9克，丹皮6克，人参10克，炒白术9克，炒山栀6克，泽泻6克，郁金6克，砂仁9克，萹蓄9克，甘草3克，水煎服3剂，日1剂。

三诊，诸症大减，觉小便无力而茎中作胀，阴部潮湿，舌红苔薄黄，脉弦。上方去丹皮、炒山栀、萹蓄，改人参为西洋参6克，加炒川楝子9克，水煎服3剂，日1剂。

四诊，小便不适及少腹痛基本消失，久坐及劳累后稍觉不适，仍有外阴部潮湿，舌红苔薄白，脉弦，上方加陈皮9克，炒山药9克。至此，先生认为病情已基本得到控制，嘱其可停药观察。随访至今未作。

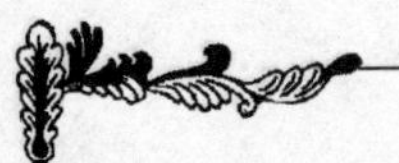

失 眠

“胃不安”与“卧不安”

“胃不和则卧不安”语出《素问·逆调论》和《灵枢·大惑论》。经云：“阳明者胃脉也，胃者六腑之海，其气亦下行，阳明逆不得从其道，故不得卧也。”后世每将“卧不安”与失眠混称，令“不得安卧”这一有独特临床价值的病证被人忽视，当别以识之。

先生别有所识，曰“卧不安”即睡不安，是指睡中多动、四肢不安，或兼啮齿息促等。病因为“胃不和”，即胃不与脾和，脾不能为胃行其津液。若饮食不节，肠胃受伤，宿食停滞，酿为痰热，壅遏于中，则胃失和降。四肢为诸阳之本，脾之所主，脾胃不和，脾不为胃行津液散精，清阳不得实四肢，四肢不适，故失于安卧。《张氏医通·不得卧》明确指出：“脉数滑有力不眠者，中有宿食痰火，此为胃不和则卧不安也。”可知“卧不安”与失眠当非一证。但四肢不安可影响睡眠，故患者常自述失眠，此时须辨明病证，莫随病人误导而专治失眠。胃和则能安睡矣，若用温胆汤化痰清热，则必胃和卧自安。

由于不能安睡，日久亦可及心，影响神明，病证由实转虚，可用归脾汤补益心脾。

纪某，男，47岁，主诉：失眠日久就诊。先生详问病史。病人自述素有胃疾，晚餐稍有不慎即觉胃脘胀满不适、嗳气、偶有泛酸。致夜眠不实，辗转反侧，近日渐致失眠。

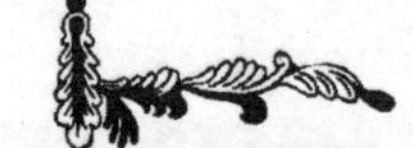

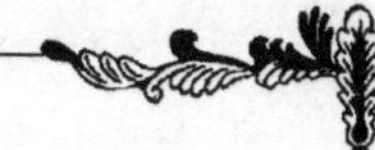

先生视其舌红而少苔，诊其脉沉而弱，认定其失眠缘于肝胃不和，失于安卧，日久所致。故不可专司安神，须从调理中焦入手，方为治病之要法，拟方如下：

当归9g，炒白芍9g，柴胡6g，云苓9g，陈皮9g，台参15g，炒白术9g，香附9g，生龙齿12g，生龟板12g，夜交藤12g，砂仁9g，甘草3g。水煎服，日1剂。服药后胃部不适明显缓解，守上方治疗，睡眠时间渐增，失眠好转。

阴 茎 痛

阴茎勃起痛，温肾暖肝平

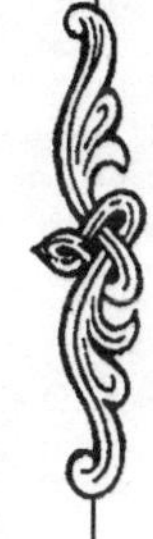

患者，刘某，52岁，男，干部。1957年5月来诊。

自诉阴茎勃起后，向上弯曲，疼痛难忍，不勃起则不痛，夫妻不能同房。平日清晨阴茎勃起亦如此，已两年余，经多方医治都不见效。询之，则云腰部有冷坠感，且阴囊周围亦有凉感。饮食正常，大便亦无异常变化，惟小便夜尿较多，余无所苦。诊其脉沉细而弦，舌白薄苔，舌质正常。

外生殖器为肾之外候，又是肝经经脉所过之处。细考此证乃为肾阳衰，寒湿内生，波及脾肝所致，故兼有肾阳虚证。《素问·至真要大论》中之病机十九条肾脏病机指出："诸寒收引，皆属于肾"。故本证以阴茎收引疼痛为主证。《金匮要略》五脏风寒积聚篇中所指出的肾着病与此证颇相符合，本方原为温中散寒，健脾燥湿之剂，所以能治肾着病。尤在泾在《金匮要略心典》中说："甘、姜、苓、术，辛温甘淡，本非肾药，名肾着者，原其病也。"所谓原其病，

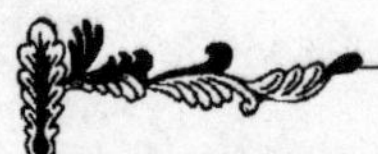

即病源在肾，虽病在肾而其证在阴茎，故尤氏又说："然其病不在肾之中脏，而在肾之外府，故其治法，不在温肾以散寒，而在燠土以胜水。"遂处方肾着汤加胡芦巴3剂而愈。处方如下：

甘草6克，干姜6克，茯苓9克，炒白术9克，胡芦巴9克。

水煎二次，令作二次温服，每日一剂。

按：盖寒性收引，乃为肾病，由于脾阳根于肾阳，温中散寒，健脾燥湿正所以救肾阳。肾寒肝亦寒，波及经脉，故阴茎收引而疼痛。胡芦巴温肾暖肝，温而不燥，守而不走，能温肾阳以暖肝，寒湿祛，收引回，其病因之而愈。收引与拘急略同，收引因寒而不颤动，拘急因内风而颤动，前者宜温中散寒，后者当熄内风，以此为别耳。

口疮病不大，可恶顽固化

口疮（口腔溃疡），是临床上的常见多发性病证，形成机理非常复杂，尤其是复发性口腔溃疡，临床治疗，目前尚无有效方法。

先生在长期的临床实践中，按照病变部位和临床表现，提出了自己的见解，并制定了有效的方药，用于临床，常取得满意的效果。

口腔溃疡的发病部位，或在舌，或在唇、颊。心开窍于舌，脾开窍于口。病变部位在口腔，与心脾两脏直接相关，基本病机为湿热相结。热为心火上炎，湿为脾不运化。湿热

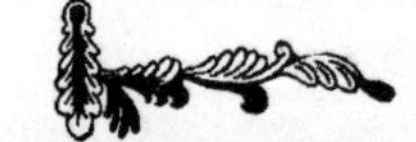

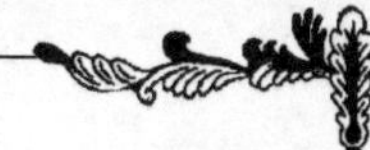

相结，如油裹面，难分难离，热易清，而湿难除。湿性黏滞，故本病缠绵难愈，常易复发。

治疗上，先生主张，清心泻火，健脾祛湿。选方用药，紧扣病机。常用的药物有：黄连苦寒，清心火，除湿热；苍术，苦温燥湿健脾；银花、连翘辛凉，清散热邪；佩兰、薄荷，芳香化湿。全方融燥湿、利湿、化湿于一体组成，取透风于热外，渗湿于热下之意，使湿祛热清，湿热分离，临床应用每每取得满意的疗效。

病例1：李某，女，62岁，离休干部。口腔溃疡反复发作5~6年，经多方治疗无效求治于先生。处方：煅炉甘石2克，煅人中白1克，青黛2克，冰片0.3克，枯矾0.5克。

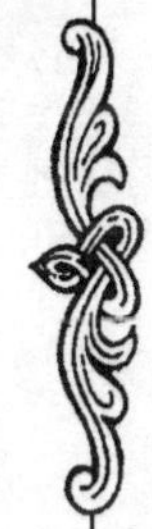

制法：将上药共研为极细末，放瓶中收贮，盖严勿受潮。

用法：取药末适量搽于患处，一日一次。用本方三次即愈，10年未复发。

按：本方系先生祖传验方。口腔溃疡为口腔黏膜上皮的损伤，中医称为口疮，引起口疮的原因很多，如心脾积热，胃火上蒸，阴虚火旺，脾虚湿盛等。无论何种原因引起的口疮，都可用本方外治。方中煅炉甘石有燥湿消肿收敛生肌之效，据理化分析，其主要成分为氧化锌，有中度的防腐、收敛、保护创面的作用；青黛清热解毒，有抗菌作用，二者配合，能增强防腐生肌的功效；人中白降火，散瘀血，治咽喉、口舌生疮；枯矾清热燥湿，解毒杀虫；冰片化湿消风散郁火，清热止痛。诸药配合，燥湿收敛，化腐生肌，清热止痛，促进溃疡愈合。

病例2：马某，男，36岁，口疮反复发作5年余，加

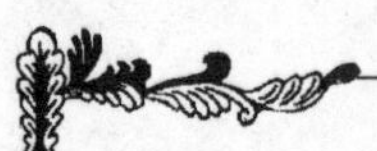

重3天。症见：口疮，多位于双颊内及舌体两侧，中间色白四周红，疼痛，余无不适，舌红苔少，舌体两侧口疮，中白周红，脉数。证属湿热蕴结。处方：银花12克，连翘9克，薄荷6克，牛蒡子6克，板蓝根9克，蒲公英9克，炒川连6克，淡竹叶3克，苍术9克，甘草3克。水煎服3剂，日1剂。

二诊，药后口疮疼痛明显减轻，双颊内侧口疮基本已愈，舌体两侧口疮变小，转红，舌尖部有口疮欲起之感，舌红少苔，脉弦数。上方去苍术，加郁金6克，丹皮6克，当归9克。水煎服3剂，日1剂。药后口疮愈。

按：舌为心之苗，口疮位于舌部，舌体两侧为肝胆所主，舌尖为心所主，故方用炒川连、淡竹叶以清泻心肝之火；口疮色白是有湿之象，故用苍术燥湿，其中川连既清热又燥湿，淡竹叶既能清心又有渗湿于下之功，"火郁发之"，故有银花、连翘、公英、板蓝根以取清散热邪之效，取透风于热外之效。二诊湿邪已去，故去苍术，加郁金、丹皮、当归，以加强清心肝之力。诸药合用，共奏清热祛湿止痛之功，而口疮向愈。

诸病皆可从肝治

胃脘痛、头胀痛、遗精、子宫肌瘤

当今时代，由于激烈竞争、精神紧张、心理障碍以及人际关系不和等因素而罹患的病症日渐增多。由此，中医的内伤七情致病学说越来越受到世人瞩目。肝主疏泄功能的重要

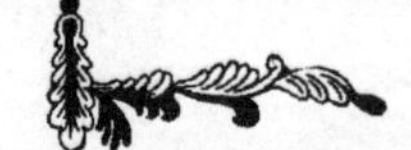

性日渐突出。先生在精心研究中医学基本理论的基础上，结合大量的临床实践，提出了“诸病皆可从肝治”的理论。

一、对肝主疏泄生理病理的认识

先生认为：中医学理论体系是以阴阳五行为论理工具、以整体观念为指导思想、以藏象经络为理论基础、以辨证论治为诊疗特点的一门科学。藏象经络乃建构中医理论体系大厦的基础，而脏象学说的特点又突出表现为以五脏为中心，内联脏腑组织、四肢百骸，外应自然环境、四季五方的整体观念。五脏以贮藏精气、调控精神情志为其功用。通过五行的联系，五脏之间发生着既相互滋生又相互制约的密切关系，共同维持机体内部，以及人体与外周环境之间的协调统一。

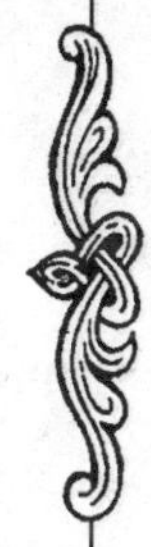

先生指出：五脏六腑，肝最为要，内伤杂病，肝病首当其冲。肝主疏泄，人体男精女血之藏泄、情志之畅达、气机之协调、血与津液之输布运行以及饮食物之消化吸收，皆赖肝之疏泄、条达。如唐容川在《血证论》中所言：“肝属木，木气冲和条达，不致郁遏，则血脉得畅。”而肝足厥阴经下起自足上至于头，与许多脏腑器官相联络：起于足大趾端，循阴股，入毛中，过阴器，抵小腹，夹胃，属肝络胆，注肺中，上布两胁，连目系，上出额，与督脉会于巅。若肝失疏泄，气机不畅，则不仅导致肝经所过部位胀满疼痛，而且气滞日久，影响精、血、津液的输布运行，则致血瘀痰阻，进而导致癥瘕积聚、乳房肿块、月经不调、阳痿不举等病症。肝主疏泄，调畅气机，能协调脾胃气机升降，促进脾胃对饮食水谷的消化吸收作用。且心肝之血互养，肝肾精血互化，肝肺气机协调，肝肾疏泄有度。若肝失疏泄，肝气横逆，乘

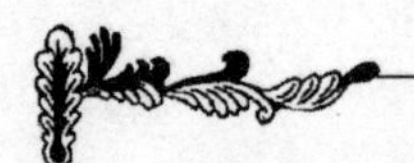

脾犯胃，致脾失健运，胃失和降，而见脘腹胀痛、呕吐泄泻之症；若肝郁化火，木火刑金，肺降不及，则见气逆而咳；扰动精室，影响肾藏，则致遗精梦泄；伤及心血，扰及心神，则为失眠多梦。

二、对肝失疏泄的独特认识

肝为将军之官，体阴而用阳。古人云“肝无虚证”意在强调肝之疏泄失职，为病最多。先生提出：太过不及均是病。肝之疏泄失常，亦不外太过、不及两端。疏泄太过者名曰肝气逆。以气病为主，因气属阳，易动易升，故逆乱而为患，以“胀”为特点。疏泄不及者，名曰肝气郁，郁在血分，因血属阴，主静故也，凡郁结而为患，以“闷”为特征，于妇人多见月经失调诸证。因此，肝逆与肝郁，有阴阳动静之别，不可混淆。需要说明的是，两者亦可相互转化，如肝郁在血分，若血瘀日久，必生郁热，热可助气，肝郁可以转化为肝逆。且气之与血，一阴一阳，一体一用，密不可分，肝逆与肝郁，均可兼及气血，不可不谨察。

肝气逆者，有上逆、横逆之别。上逆者多有头痛耳鸣，横逆者肠胃受之，症见脘腹痛、反酸、嗳气等。治宜“疏肝”，疏者，疏其正道也。犹大禹之治水，不可因水之太过而废疏通之法。肝为刚脏，肝气逆用药不能一味降肝，若一味降肝遏其条达之性，反会激其反动之力，同时还应考虑到肝之“体阴用阳”特性，过度疏散又易于劫伤肝阴更不利于肝复其常。方用《景岳全书》之柴胡疏肝散。方中柴胡、枳壳、香附疏达肝气；陈皮理肝脾胃之气，先安未受邪之地；川芎为血中之气药，可通调肝血；白芍、甘草柔肝止痛，并防止柴胡劫伤肝阴。全方可畅气机、消胀满、柔肝木、止疼

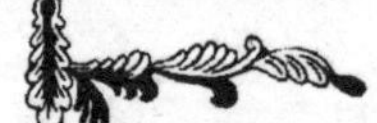

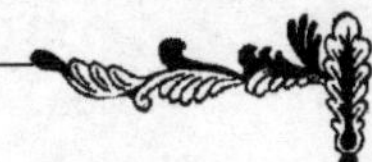

痛。以治胁肋胀痛，头痛目痛，脘腹疼痛，痛经等多种胀痛之证见长。

肝气郁者，为郁结而不得散越之意。治宜“舒肝”。木郁不达，则血行不畅、脾土失健，当健脾和营。方用《和剂局方》之逍遥散。方中柴胡、薄荷舒肝解郁，兼有升阳散火之力，以治郁热；当归、白芍和血柔肝，以解血分之郁；茯苓、白术助土德以升木，取肝脾同升之意；佐以甘草，以缓肝急助中土。全方可舒肝气和营血，健脾土。常用于治疗肝脾郁结之胸胁疼痛，月经不调，以满闷疼痛为特征者。

病例1：患者，女，61岁，因胃脘胀痛月余，于1996年5月13日求治于先生。患者平素性急，复因用药不慎及与人争吵，致胃脘胀痛不已，服用中西药，罔效。胃镜检查示：浅表性胃炎。刻诊：胃中灼热，攻胀疼痛，连及后背，生气及饮食后加剧，伴口干泛酸，纳呆食少，形瘦体倦，心烦易怒，舌红苔薄黄干，脉弦细数。证属肝气犯胃、肝胃郁热，治以疏肝理气、清热和胃，方用柴胡疏肝散加减。处方：生白芍9克，柴胡6克，川芎9克，炒枳壳6克，人参10克，炒白术9克，青竹茹6克，炒栀子6克，炒川连6克，淡吴萸4克，炒川楝子6克，砂仁6克，甘草3克。水煎，分两次温服。6剂后，反酸止，胃痛大减，唯大便质稀，晨起即泻。原方去川黄连、吴茱萸、竹茹、栀子，加川厚朴6克，炒山药9克，沉香6克。继服6剂，胃脘疼痛消失，大便自调，身觉有力，纳食正常，至今未复发。

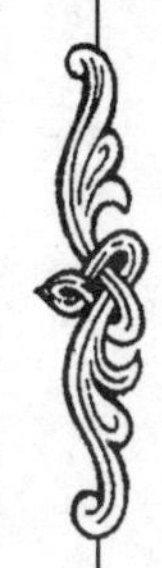

按：患者因情志刺激，肝失疏泄，加之用药伤胃，肝旺胃弱，肝气横逆犯胃，肝胃气逆所致诸症。治以抑木为主，扶土为辅，以柴胡疏肝散疏肝理气，和胃除胀，加左金丸、竹茹、栀子清热和胃，佐以人参、炒白术、砂仁益气和

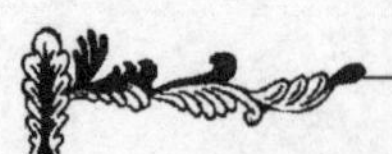

胃、扶土抑木，川楝子行气止痛，共成疏肝清胃、理气止痛之功。

病例2：患者，男，42岁，1999年5月12日初诊。主诉：胃脘隐痛，反复发作10余年。疼痛与进食无关，伴恶心，精神疲惫，牵及右胁、背部不适，舌淡红苔薄白，脉弦弱。证属肝郁胃弱，治以舒肝解郁，和胃止痛。方用逍遥散加减。处方：当归9克，炒白芍9克，柴胡6克，云苓9克，人参10克，炒白术9克，香附9克，郁金6克，广木香6克，砂仁9克，甘草3克。水煎服3剂，日1剂。

二诊，药后胃脘隐痛大减，精神明显好转，仍时有恶心，右胁、背部不适时作，舌淡红苔薄白，上方去青竹茹、广木香，加川朴6克，青皮6克，水煎服3剂，日1剂。

三诊，药后诸症基本消失，要求续服巩固疗效。上方去川朴、郁金、青皮，继服6剂，诸症愈。

按：本证系肝郁而致木不疏土，故用逍遥散加减治疗。其中逍遥散舒肝解郁，更配香附、广木香、郁金以加强理气行滞之力，加人参以健脾益气，以达培土制木之功；二诊加川朴以降气和胃，更加青皮增强舒肝理气。诸药合用，肝气舒，脾胃和，诸症愈。

病例3：患者，女，50岁，1998年2月26日初诊，患者头胀痛反复发作20余年，每年冬天发作频繁，以头巅顶部及双侧太阳穴为甚，伴双目涩，耳胀，时耳鸣，胃脘胀闷，头胀痛甚则伴恶心，大便偏稀，舌红苔白厚腻，脉弦弱。证属肝气逆。治以疏肝理气为主兼以散风燥湿化痰。处方：生白芍9克，柴胡6克，川芎9克，炒枳壳6克，藁本6克，菊花6克，蔓荆子9克，姜半夏6克，陈皮6克，砂仁9克，甘草3克。水煎服3剂。3月2日复诊头痛大减，

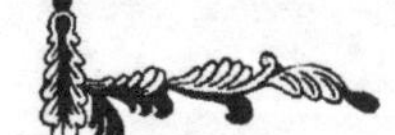

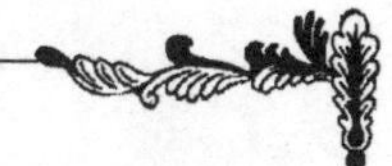

诸症亦明显减轻，上方加人参10克，水煎服3剂，诸症基本已愈，续服6剂诸症痊愈，随访至今未发。

病例4：患者，男，56岁，1999年3月19日初诊，头胀痛反复发作10余年，时伴头晕，闭目则舒，甚则伴恶心欲呕，纳呆食少，体倦乏力，时烧心，反酸，睡眠易醒，舌红苔白厚腻，脉弦细。此为肝逆头痛，治以疏肝理气为主，处方：生白芍9克，柴胡6克，川芎9克，枳壳6克，人参10克，炒白术9克，香附9克，生龙骨12克，生牡蛎12克，姜半夏6克，天麻9克，砂仁9克，甘草3克。水煎服3剂。3月23日复诊头胀痛大减，诸症亦有所缓解，上方去姜半夏，加郁金6克，生龟板12克，水煎服6剂诸证痊愈。

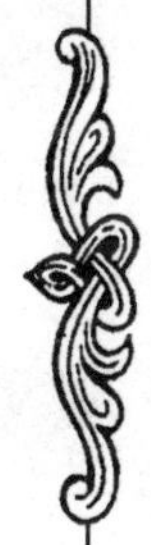

按：头痛是临床常见病多发病之一，目前临床多从外感、内伤两方面辨证论治。结合几十年的临床实践经验，先生提出：头痛以胀痛为主是病在气分的发病观点。因“肝者将军之官”，因此，结合临床实际及肝之生理特性，先生以柴胡疏肝散为主方加减治疗肝气逆所致头胀痛，方用白芍敛肝、收肝、软肝，柴胡疏肝，两药相伍，既敛肝逆之气，又不违其刚脏之性，同时，白芍之酸敛、收、软防柴胡之疏散劫肝阴之弊，而柴胡之疏散又防白芍收敛碍肝用之偏；川芎辛温升散，能上行头目，祛风止痛，有“头痛不离川芎”之说，因其“味辛性阳，气善走窜而无阴凝黏滞之态，虽入血分，又能祛一切风，调节一切气”（《本草汇言》）；因脾胃是人体气机升降之枢，取枳壳、陈皮均为降胃气下行，泻脾土之壅滞，胃气下行则有助于理肝气之横逆，此亦是土中泻木思想在头胀痛治疗中的具体体现；香附疏肝理气；针对肝气逆之兼症不同，酌情配伍祛风热、散风寒、清肝热、降肝火、平肝潜阳及滋阴等药物，收到了明显的临床效果。

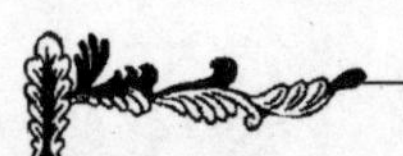

病例5：患者，男，36岁，遗精半年，于1996年6月25日初诊。曾有手淫史，半年来梦遗频繁，渐至心动即遗，甚至一日数遗，苦恼至极。伴见神疲肢倦，心情抑郁，头晕腰酸，少寐多梦，夜间低热，小便黄赤，舌红苔黄，脉沉弦数。证属肝郁化火、火扰精室。治以舒肝解郁为主，佐以清心泻火。方选逍遥散合三才封髓丹化裁。处方：当归9克，炒白芍9克，柴胡6克，人参10克，炒山药9克，生地黄9克，女贞子9克，炒栀子6克，芡实9克，煅牡蛎12克，砂仁9克，甘草3克。水煎服6剂，温服，日1剂，并嘱其多做文体活动，按时作息。6剂后，遗精次数明显减少，1周仅梦遗1次，惟小便涩痛，上方去牡蛎、砂仁，加萹蓄6克、淡竹叶3克、茯苓9克。继服3剂，尿涩痛止，未再遗精。守方续服6剂，病告痊愈。

按：遗精多由肾失封藏所致，但此例则为肝郁火旺而发。因其年轻气旺，所思不遂，肝失疏泄，气郁化火，伤及肾阴，阴虚火旺，扰动精室，而致遗精多梦。故以白芍、柴胡、当归舒肝养血，人参、生地黄、女贞子益气养阴，加牡蛎、芡实安神固精，栀子、萹蓄、淡竹叶、茯苓清心泻火、利尿通淋，共成其功。

病例6：患者，女，33岁，1995年3月14日初诊。月经量少、经期延长半年余。B超示：多发性子宫肌瘤，最大1.2cm×2.0cm。月经如期，惟经来量多色深，夹有血块，行经期延长至10余日，伴经前乳房、小腹作胀，脘闷纳呆，口中反酸，舌暗红，脉弦弱。证为肝郁气滞，治以舒肝解郁、益气养血。方用逍遥散加减。处方：当归9克，炒白芍9克，柴胡6克，香附9克，陈皮9克，党参15克，炒白术9克，郁金9克，生阿胶6克（烊化），炒山药9克，砂

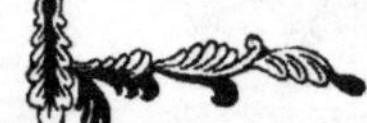

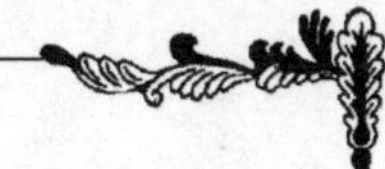

仁9克，甘草3克。水煎服，日一剂。6剂后，胃胀、反酸大减，惟活动后腰酸乳胀，大便质稀，去陈皮、山药，加茯苓、煅牡蛎、三棱，12剂。腰酸乳胀减，月经如期而至，色、量、经期如常，复查B超：子宫正常声像图。原方3倍量，加熟地黄、川芎各30克，共研细末，炼蜜为丸，每次9g，日服2次，以善其后。

按：子宫肌瘤，临床多以活血化瘀、软坚散结之药治之。此非治本之法，须知妇科癥瘕积聚与肝疏泄功能失常关系极为密切。本例患者，月经不调归因于癥积阻胞，癥积之成由于气血郁滞，而气血郁滞则本于肝失疏泄。先生严守中医学辨证论治、治病求本之旨，以柴胡、白芍、当归、郁金、香附疏肝解郁，行气活血，以治其本；党参、白术、山药、陈皮、砂仁健脾益气，阿胶养血止血，少佐三棱、煅牡蛎行气破血、软坚散结兼治其标。诸药合用，共奏疏肝健脾、理气化瘀之功。

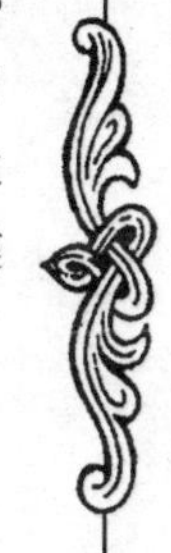

冬季菌痢治验

患者，男，4岁，1997年1月10日初诊。主诉：腹痛、便脓血2天。病史：患儿2天前因饮食不洁而致发热，腹痛，腹泻，大便脓血。医院检查示：有大量红细胞、脓细胞；大便培养：痢疾杆菌（+），诊为急性细菌性痢疾，给予静滴庆大霉素、先锋霉素等抗生素及对症处理，发热稍退，仍痢下不止，前来求治。症见：患儿腹痛频作，大便脓血，日泻50余次，伴里急后重，身热，肛门灼热，小便短赤，

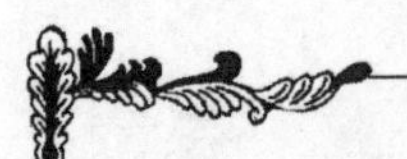

面色红赤，舌红苔黄腻，脉数。诊为大肠湿热、气血凝滞。治以清热化湿，行气导滞。予以白头翁汤加减。处方：白头翁6克，黄连4克，木香5克，生白芍4克，白术4克，甘草3克。水煎服2剂，日1剂。

二诊：其父代述，患者服药2剂后，发热退，里急后重大减，腹泻次数明显减少，日泻10余次，泻下量增多，脓血明显减少，能进少量流质饮食。继服上方2剂，日1剂。

三诊：患儿再服2剂后，腹痛止，腹泻缓，已能进食，大便日2~3次，泻下物为黄色稀便，脓血消失。化验检查：血象恢复正常，大便培养痢疾杆菌（–）。诊患儿面黄神倦，气短懒言，纳少乏力，舌淡红，苔薄黄，脉数弱。证为脾胃虚弱，气血不足。治以健脾益气，佐以行气燥湿。药用大力参6克，炒白术5克，茯苓6克，炒白芍5克，当归4克，炒黄连4克，广木香4克，砂仁5克，甘草3克。水煎服2剂，日1剂。

四诊：上方服2剂后，腹痛腹泻止，大便正常，无脓血，日1次，饮食转佳，身觉有力。继用2剂，诸症消失，病告痊愈。

按：痢疾，《内经》谓之“肠澼”，《伤寒论》称为“热利下重”“热利便脓血”，《诸病源候论》中有“赤白痢”“脓血痢”的记载，《丹溪心法》则有“时疫作痢”之说。其病因病机多由于“饮食不节，起居不时……闭塞滞下，为飧泄肠澼”（《证治汇补》）。“症由胃腑湿蒸热蕴，致气血凝结，夹糟粕积滞，并入大小腑，倾刮脂液，化脓血下注”而成（《类证治裁》）。其发病以夏秋季节多见，冬季菌痢临床罕见。本证因患儿误食不洁之品，加之素体蕴热，遂致湿热之邪蕴结大肠，热壅湿阻，肠道气滞，故见发热、腹痛、腹

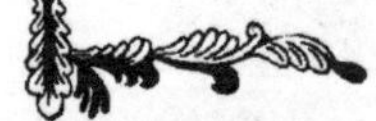

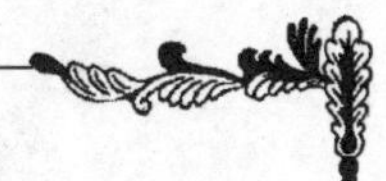

泻、里急后重；热盛肉腐，肉腐为脓，故致下痢脓血。虽时值冬季，因证属大肠湿热，遵“有是证用是药”之旨，处方仍用仲景“热利下重者，白头翁汤主之。”以白头翁、黄连清热燥湿、凉血治痢。因小儿为稚阴稚阳之体，故去黄柏、秦皮之苦寒，防其克伐脾阳太过。加白术健脾化湿，木香行气导滞，生白芍敛阴治痢，甘草缓和药性。木香与黄连相伍清热燥湿、行气导滞；白芍与甘草相合，则酸甘化阴、缓急止痛。诸药合用，清热凉血、行气导滞，即如刘完素所说“调气则后重自除，行血则便脓自愈”，故四剂而获良效。因患儿湿热困阻，加之泻痢频数，耗伤正气，致脾胃虚弱、气血不足，故随后以香砂六君子汤健脾益气、和胃化滞；白芍、当归养血敛阴；脾虚易生湿，湿积易化热，故少佐黄连清热燥湿，以使湿去热清。诸药相伍，益气养血，健脾和胃，清热燥湿，使邪祛正复，诸症自除。

纵隔囊肿治验

患者，马某，女，60岁，因胸闷憋气半年于1999年7月10日在潍坊医学院附属医院CT确诊为纵隔囊肿，建议手术治疗，患者不愿手术。于1999年8月17日求方于先生。时患者胸闷憋气，伴肩背不适，睡眠易醒，体倦乏力，有痰色白，舌红绛少苔，脉弦弱。此为肝郁痰结。治以通阳散结，行气祛痰。以瓜蒌薤白半夏汤加减治疗。处方：瓜蒌皮12克，薤白9克，姜半夏9克，桔梗6克，炒枳壳6克，人参10克，云苓12克，当归9克，砂仁9克，郁金9克，

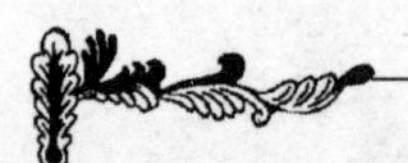

炒薏仁6克，甘草3克。水煎服。服药6剂，诸症大减。续服20剂。1999年10月22日复诊，患者胸闷憋气已愈，体力明显好转，痰量减少，色白，仍睡眠易醒，舌红绛，脉弦弱。1999年10月18日，在当地县医院B超结果：囊肿明显缩小。上方去炒枳壳、云苓，加炒白术9克，煅牡蛎12克，赤苓9克。续服18剂，诸症痊愈。再处方：当归30克，炒白芍40克，柴胡20克，香附30克，郁金30克，人参40克，炒白术40克，黄芪90克，瓜蒌皮50克，姜半夏30克，砂仁30克，云苓30克，川芎30克，甘草20克。上药共研细末，炼蜜为丸，每丸重9克，每服1丸，早晚各1次，白开水冲服。以善其后。

按：纵隔囊肿属中医胸痹范畴，系胸阳不振，痰阻气滞所致。方以瓜蒌皮理气宽胸，涤痰散结为君药，薤白温通滑利，通阳散结，两药相伍，一祛痰结，一通阳气，相辅相成，为治胸痹之要药；加半夏以加强化痰散结之力；云苓、炒薏仁以健脾化湿祛痰；桔梗、枳壳相伍，宣降相因，以复肺气之宣降，气行痰行以助君药化痰散结；当归、郁金活血行气以散肝；人参补气行津以化湿祛痰浊。共奏通阳散结，祛痰宽胸之效。针对本病案先生进一步强调指出：①关于中西医治疗的差别多数认为：中医擅长治疗功能性疾病，而西医则在治疗器质性病变方面占优势。之所以存在上述观点，是没有真正理解中医理论的特点，特别是没有把握中医气化之真谛，中医认为功能是气化的表现，而实质脏器是气化的基础，即“器者，生化之宇”，亦是气化的存在方式，只不过是一种看得见摸得着的存在形式而已。中药治病是以中医理论为指导，从调整人体气化入手，因此不存在功能性疾病与器质性疾病的划分问题。②中医治病是以辨证论治为基本

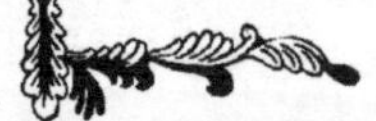

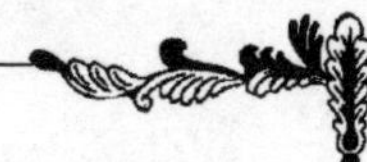

特点，仪器检查结果只能作为中医辨证及治疗效果的参考而绝不能取代中医辨证，因为只有仪器检查结果是开不出中药处方的，如本病案仅有纵隔囊肿的检查结果是开不出中药处方的。③中药是在中医理论指导下所运用的药，同是一味药，如果离开了中医理论的指导只能称其为药，更准确地讲可以称其为天然药物，但绝不能称其为中药。如本病处方中的人参取其补气以达行痰化湿之效则为中药，若取其增强机体免疫功能及抗菌消炎作用，则不能再称其为中药。只有遵循中医理、法、方、药程序进行，才能发挥出中医药的优势。

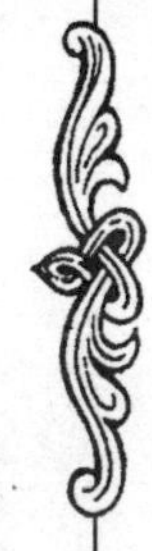

胆石症辨治

胆石证系西医学病名，中医学虽无此病名，但它包括在胁痛、腹痛、黄疸等病证之中，有它现实的理论和丰富的经验。本证之主证，以突然上中腹部或右胁部疼痛剧烈，并牵及右肩胛处或右肩部痛，患者坐卧不安，弯腰，打滚，大汗淋漓，面色苍白，恶心呕吐。本病反复发作，一次发作时间长短不一，少则半小时，多则数小时不等。剧烈疼痛过后，多伴有消化不良及右上腹部自觉胀满，或胃中有灼热感，时嗳气，反酸及腹胀。特别在吃油腻后，上述症状更为明显。

本病就其临床症状表现，大致可分为肝胆湿热和肝气逆两种情况，但两者之间互相联系，就是说肝胆湿热中亦有肝气逆，肝气逆中也存在湿热，就其症状表现而言，不可截然分开。

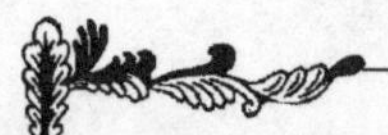

肝气逆，其主症右胁胀痛，胃脘不舒，食欲不振，时有嗳气，泛恶，右胁部疼痛，时轻时重，反复发作，或有口苦咽干，心烦易怒，苔薄白，脉弦细。若兼有低热，则苔薄黄略腻，脉弦数。治当疏肝理气，利胆和胃，可用柴胡疏肝散加减。处方：生白芍9克，柴胡6克，枳壳6克，香附9克，郁金9克，广木香9克，金钱草12克，大黄4克，芒硝6克。若发热加银花15克，连翘9克。本方加减应注重配伍中的用量，如柴胡与白芍的用量宜相等，这样既能疏肝解郁，又能养肝柔肝，且柴胡不致劫伤肝阴。大黄与芒硝的用量，应大黄小于芒硝，这样可起到咸软其坚的作用，同时也加强排泄的功效。因此，本方根据病情适当加减，是有一定疗效的。曾治一李姓妇女，46岁，小学教员，1976年9月来诊，自云半年前患胆石证（经某医院检查），经常右胁部疼痛，不思饮食，腹部胀满，易发脾气，大便时干时稀，苔白厚，脉弦。经服本方15剂后疼痛消失，饮食正常，后经医院复查结石消失。

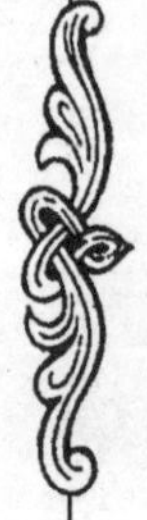

湿热积滞，其主证寒热往来，或但热不寒，右胁部疼痛，有时剧痛，右肩部亦有胀痛之感，剧痛时大汗淋漓，面色苍白，口苦，咽干，不思食，时有恶心欲吐，小便赤，大便秘，或稀黏便，或目发黄，苔黄腻，脉弦数。证系湿热蕴蒸肝胆，煎熬胆汁郁积而成砂石，故治当清热利湿，和肝利胆。方用柴胡12克，白芍9克，枳壳6克，茵陈12克，山栀6克，大黄6克，芒硝6克，郁金9克，金银花15克，连翘9克，甘草6克。水煎分二次服。若恶心呕吐者，加半夏9克；疼痛较甚者，加川楝子9克，醋元胡9克；若寒热往来甚者，将柴胡加至12克，再加黄芩6克；大便不实者，去大黄；若体质较弱者，可加党参15克。服用本方后，患

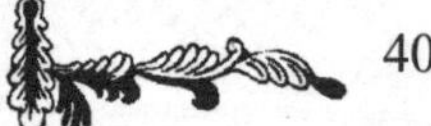

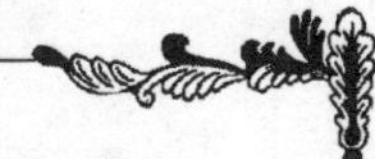

者自觉疼痛似有加重及大便稀者，此为药物作用，这可能是排石象征，此时应嘱患者注意粪便排石情况。若病人服药时间较长，对饮食有影响，应间断服药，或加和胃之品，以增强食欲。曾治一壮年男性，于1980年经友人介绍于先生，来诊时右胁痛胀，时轻时重，并有泛恶，食欲不振，时腹胀，厌油腻，苔黄腻而厚，脉弦大而数。病人素有饮酒癖，每次饮量不多，但每日必饮。用上方加白蔻6克，服20余剂，右胁痛消失。

血 燥 疹

皮肤顽疾缠绵难愈，辨治有方药到病除

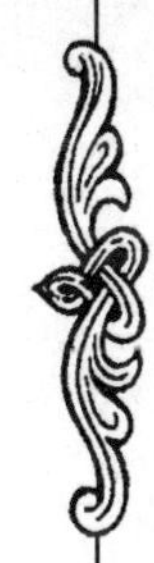

皮肤病缠绵难愈，治疗棘手。先生根据传统中医理论，结合临床实践，总结出一套独特的辨治方法，用之临床，每每药到病除，堪称神奇。现将先生经验转述如下：

治疗皮肤病，要掌握两个原则：一是肺主皮毛，二是脾主肌肉。辨证时，首先要分清病变在皮毛还是在肌肉。一般而言，病在皮毛者，多表露于皮肤之上；病在肌肉者，常隐伏于皮肤之下。病在皮毛者，与肺关系密切，涉及气分为主；病在肌肉者，多属脾脏受累，病涉血分居多。同时，还要注意皮毛与肌肉、气与血之间的关系，不可顾及一面，失掉另一面，要抓住重点，兼顾其他。

皮肤病，有痒与不痒之别，风胜则动，风胜则痒，故瘙痒者，多属风邪为患，而风气内通于肝，凡风胜必与肝有关；不痒者，多以湿邪为主，脾主湿，故不痒者治宜在脾。

斑疹的具体形态和部位也是辨证的要点之一。一般而言，颜色发红者，偏于热；色泽偏淡者，属于湿；局部湿烂流水者，是湿邪为甚；皮肤干燥脱屑等，是血燥生风；位于上半身者，属风邪上受；居于下半身者，为湿邪下注。对于相兼为患者，如湿热互结、风湿同在、燥湿同病等，治宜分清主次。

除上述辨证要点外，还要注意全身症状及舌脉，特别是局部症状特点不突出者，全身症状及舌脉往往成为辨证的关键。

综上所述，皮肤病多表现为风、湿、热、燥之象，与肺、脾、肝之脏关系最为密切。治疗上，多采用疏风、清热、利湿、养血与宣肺、健脾、疏肝诸法结合应用，根据具体辨证结果，以一法为主，兼施它法。

近年来，先生收治了许多皮肤病患者，都取得了理想的效果。我们从众多病例中，选取一典型病例，以飨后学。

吴某，女，66岁，1999年6月22日，初诊。

周身红色斑疹3个月。患者于感冒后出现双股外侧红色斑疹，随后周身继起。现双乳下、双前臂、双股、双膝、双小腿均有对称性斑疹，呈点块状，色红，略高于皮肤，表面干燥，瘙痒，下肢多见，已用西药脱敏治疗3个月，无效。纳食好，二便调，夜眠欠安。舌暗红，苔白，脉数弱。此血燥疹。方拟：当归9克，炒白芍9克，柴胡6克，云苓9克，苦参9克，白鲜皮9克，炒苡米9克，地肤子9克，砂仁9克，甘草3克。3剂，水煎服。

二诊，1999年6月25日。

药后斑疹色泽渐退，部分结痂，双肘后有皮屑脱落。舌暗红，苔薄白，脉沉数弱。再拟上方，加银花12克，连翘

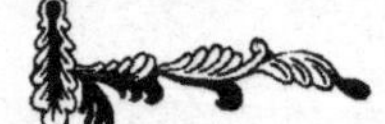

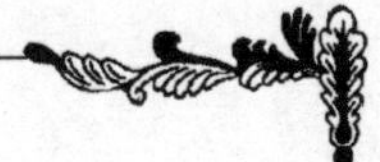

9克。3剂，水煎服。

三诊，1999年6月29日。

疹块随消随起，瘙痒重，夜不能眠。舌暗红，苔白微厚腻，脉数弱。再拟方：

银花12克，连翘6克，薄荷6克，赤苓9克，当归9克，丹皮6克，苦参9克，白鲜皮9克，炒苡米9克，地肤子12克，淡竹叶3克，甘草3克。3剂，水煎服。

四诊，1999年7月2日。

周身斑疹颜色变浅，且新起者减少，仍瘙痒不堪，夜间为甚，双下肢轻度浮肿，尿量少。舌暗红，苔薄白，脉数。上方去淡竹叶3克，加蒲公英9克。3剂，水煎服。

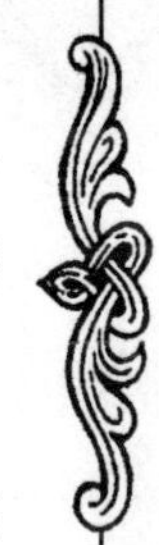

五诊，1999年7月6日。

新起斑疹极少，色泽变浅，仍苦于瘙痒，夜不能眠，下肢浮肿减轻，尿量可。舌暗红，苔薄白，脉沉数。上方加苍术9克，继服3剂。

六诊，1999年7月9日。

周身斑疹颜色继续变淡，双足又有新疹出现，色不甚红，双手、双足脱屑，仍瘙痒不堪，下肢浮肿消失，小便可，大便次数较少。舌淡红，苔薄白稍干，脉沉弱。再拟方：

当归9克，炒白芍9克，丹皮6克，苍术9克，云苓9克，薄荷6克，苦参6克，白鲜皮6克，地肤子9克，炒苡米9克，甘草3克。3剂，水煎服。

七诊，1999年7月13日。

药后皮疹瘙痒减轻，呈阵发性，旧疹逐渐脱屑，仅有少量新疹出现，纳食可，二便正常。舌淡红，苔薄白中部微黄，脉沉弱。上方加连翘9克，3剂，水煎服。

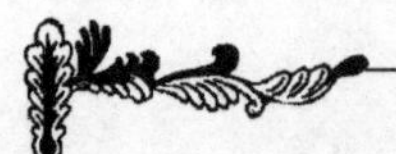

八诊，1999年7月16日。

现仅有极少新发皮疹，但能很快自行好转，皮疹渐淡，但受热后可转红，仍有阵发性瘙痒。舌淡红，苔白微腻，脉数弱。上方减丹皮6克，加银花12克。

九诊，1999年7月23日。

局部体征无明显变化，仍阵发性瘙痒，阴雨天则瘙痒加重，且呈持续性，未见新疹出现。舌暗红，苔薄白微腻，脉数弱。再拟方：

当归9克，丹皮6克，连翘9克，郁金9克，银花12克，苦参9克，白鲜皮6克，地肤子9克，炒苡米9克，苍术9克，荆芥6克，砂仁9克，甘草3克。水煎服，3剂。

十诊，1999年7月27日。

近日阴雨天亦无持续性瘙痒，现仅有局部性阵发瘙痒，以背部、下肢明显。舌暗红，苔薄黄，脉数弱。上方减郁金，继服3剂。

十一诊，1999年7月30日。

瘙痒减轻，仍呈阵发性，以下肢为重，午后明显。舌淡红，苔薄白，脉数。再拟上方意：

当归9克，丹皮6克，云苓9克，苍术9克，炒苡米9克，银花12克，连翘9克，桔梗6克，苦参6克，地肤子9克，薄荷6克，蒲公英9克，砂仁9克，甘草3克。3剂，水煎服。

十二诊，1999年8月3日。

瘙痒局限于双膝以下，偶有上半身痒。舌暗红、苔薄白，脉数。再拟上方意：

当归9克，丹皮6克，连翘9克，银花12克，薄荷6克，荆芥6克，苦参6克，云苓9克，地肤子9克，白鲜

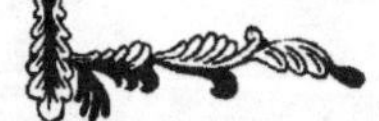

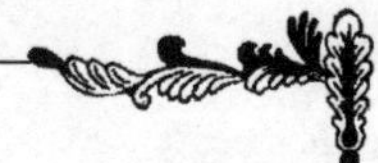

皮6克，砂仁9克，甘草3克。3剂，水煎服。

十三诊，1999年8月6日。

现上半身已无瘙痒，仅留下肢阵发性轻度瘙痒，纳少厌油，大便可。舌暗红，苔薄白，脉数弱。上方去苦参，加郁金6克。嘱其服3剂后停药观察。

按：本案病情复杂，涉及面广，临床所见，风、燥、湿、热兼杂，气分、血分俱伤，肺、脾、肝同时受累。初诊表现以风、燥为主，兼见湿、热之象，先生辨为“血燥疹”，治以养血润燥，配以清热利湿，兼顾疏肝健脾；二诊，增加疏风清热之力；三诊，根据皮疹随消随起，瘙痒重，脉数弱的特点，改为疏风清热利湿为主，兼以养血润燥；四诊、五诊根据全身情况稍加调整；六诊，疹色持续变淡，示热渐退，病情转为血燥为主，再拟方减银花、连翘、公英等清热之品，增炒白芍加强养血之功；七诊、八诊，患者病情明显改善，用药仅作少量调整；九诊，患者瘙痒阴雨天加重，是湿邪偏重，改方减炒白芍，增祛湿力度，另加荆芥以风胜湿，郁金疏肝行气以利祛湿；十诊、十一诊，症状明显好转，但仍苦于局部阵发性瘙痒，暂加桔梗开宣肺气，合薄荷促使邪从肌肉透达皮毛。随后守方继服，仅作微调，至十三诊，病情已近痊愈，先生嘱其停药观察。半月后来诊，瘙痒全无，仅留褐色斑块，半年后随访，斑退病愈，未再复发。从治疗全程来看，先生用药思路清晰，处方简练但全面，根据病情变化，收放自如，虽几经更方，但始终遵循“一法为主，兼顾其他”的原则。所选药物虽平淡无奇，但其考究的配伍以及各阶段主攻方向的正确判断，是取效的关键，特别是当归、炒白芍等养血润燥之品与苦参、白鲜皮、地肤子等清热燥湿药相反相成的配伍，以及赤苓、桔梗、郁金、荆芥

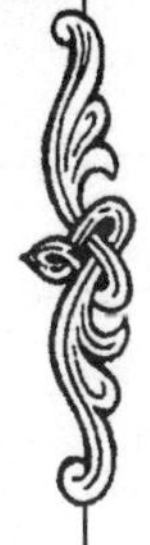

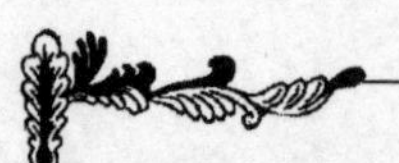

等药的增减，体现了先生“胆大心细”的用药风格和坚实实用的理论功底。

罕见奇异病，得术能治好

咬牙、乳泣、触按腰腹嗳气

病有急慢之分，难易之别，临床所遇患者绝大多数有证可循，有法可依，当以证辨治或对症治疗。但临床偶遇个别患者，身染罕见之症，难定规范之病，即属奇症。所谓奇症，即病症多端，病机复杂，临床鲜见。结合有关实验室检查无器质性病变，综合临床资料，似此病实非此病是也。先生教导：见奇别奇。然治疗奇症和治疗其他疾病一样，坚持从中医学整体观念出发，细于观察，详于辨证，善于分析，药以胜病为宜，此谓执活方以治活人也。如此，奇症虽奇，用活法治疗，常取得满意效果，由此而言，奇症也就不足为奇了。以下是先生治疗的几例奇证奇病案例。

咬　牙

患者，女，27岁，职员。咬牙不止十余年，多方医治，花费万余元罔效，反而日渐加重，1998年3月24日求治于先生。患者夜间咬牙不止，咯咯作响，难以入眠，每晚仅睡2小时左右，甚至彻夜难眠，白天亦时时咬牙，难以控制，痛苦异常。诊其精神萎靡，面容苦楚，头痛昏沉，精力分散，胸闷气短，烦躁恶心，时时叹息，腰酸耳鸣，舌红苔薄白，脉沉弦。先生诊为肝脾不和，治以疏肝健脾和胃，方用柴胡疏肝散合四君子汤加减。处方：炒白芍9克，柴胡6

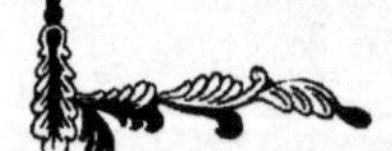

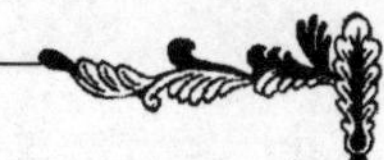

克，川芎6克，炒枳壳6克，香附6克，台参15克，炒白术9克，陈皮9克，砂仁9克，甘草3克。水煎，分二次服。服药1剂后咬牙大减，3剂服毕咬牙即止。停药后又复发作，但发作程度及时间均皆较前大大减轻，且感头晕昏沉，肩背胀痛，神疲易困。药已中的，二诊效不更方，上方再服6剂。三诊：服药后，咬牙缓解，睡眠好转，每晚能睡5~6小时，唯时有胸闷心悸，食少乏力。原方加郁金9克、炒麦芽9克、生龙骨12克，调理之。随访1年，未见复发。

按：咬牙，又名齘齿、齿齘，其病名最早见于《杂病源流犀烛》。清代徐灵胎在《徐氏医书六种》中云："齿齘者，睡眠而齿相磨切也……"。其因多由心胃火热或气血亏虚，小儿睡中齘齿常为虫积。此例患者齘齿不已，审证求因，其病机为肝脾不和。《素问·经脉》曰："足阳明胃经……入上齿中，还出挟口"，故齿动多由胃疾所致。另《素问·至真要大论》曰："诸风掉眩，皆属于肝"，肝主风、主动，故齿动不已又与肝关系密切。患者由于过度劳累及精神紧张，而致脾胃虚弱。脾胃虚弱，则肝气乘之，故致咬牙不已；脾虚气弱，形神失养，则见神疲面憔，失眠多梦，头昏耳鸣，腰痠气短；胃弱气逆，则见纳呆恶心；肝郁气滞，则心烦胸闷，时时叹息。先生慧眼独具，抓住病机，以柴胡疏肝散合四君子汤以疏肝理气、健脾和胃，加砂仁、郁金、麦芽等以增强理气和胃、醒脾消食之功。

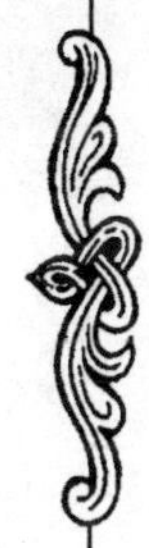

乳　泣

患者，女，53岁，因左乳头出清水1年，时流血水月余，于1998年5月8日初诊。1年来左侧乳头肿胀疼痛，晨起出清水，伴胸闷热身胀，咽干口糜，胃脘胀痛。B超显示：左侧乳腺小叶增生，左乳腺导管局限性扩张。诊其左侧乳房

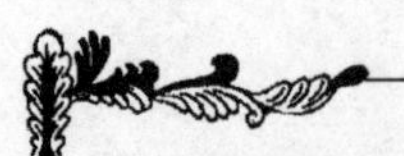

皮色不变，触之外上方有一小结，活动度良好，轻度压痛，舌边尖有瘀点，苔薄白，脉弦细弱。先生脉证合参，诊为肝郁脾虚湿阻。治以疏肝解郁，健脾利湿。药用当归9克，炒白芍9克，川芎9克，炒枳壳6克，茯苓9克，郁金9克，党参15克，炒白术9克，砂仁9克，姜半夏6克，甘草3克。水煎分两次服，日1剂。服药6剂后，左乳胀痛、出水较前明显减轻，唯胸闷背凉，身倦肢软，舌红苔薄白，脉弦细。二诊：以上方去党参、川芎、枳壳、香附，加人参10克，黄芪25克，柴胡6克，薏苡仁9克，陈皮9克，水煎服。续服6剂后，左乳出水基本缓解，胸闷头晕减，身觉有力，唯挤压时左乳可出少量液体，乳头周围皮肤增厚。三诊：上方去山药、陈皮，加桔梗6克，夏枯草9克，浙贝6克，水煎服。四诊：上方再服6剂后，左乳出水停止，乳房肿块消失，余症好转，继服上方以巩固之。随访半年，未见复发。

按：妇女绝经期后乳头出水，甚至出血，临床较为罕见。本案病证，西医诊为乳腺小叶增生，中医称为乳泣、乳癖，肝郁脾虚是其病机。乳房为足阳明胃经所过之处，乳头则属肝，即如《灵枢·经脉》所言："胃足阳明之脉……其直者，从缺盆下乳内廉"；"肝足厥阴之脉……属肝，络胆，上贯膈，布胁肋"。明代李中梓在《类证治裁》中云："乳证多主肝、胃、心、脾，以乳头属肝经，乳房属胃经而心脾郁结，多见乳核、乳岩诸症状。"患者心有不舒，肝气郁结，木不疏土，脾失健运，水湿内阻。水湿循胃经上至于乳，故致出水不已；气机郁滞，闭阻于内，故见胸闷乳胀，脘腹胀痛；肝郁气滞，津停为痰，痰阻于乳，则致乳肿压痛；脾虚失摄，血随外溢，故见乳衄。先生紧扣肝郁脾虚之病机，以

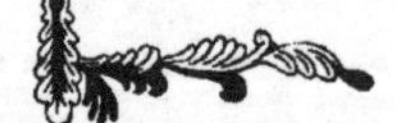

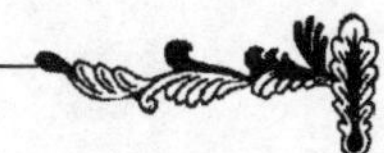

当归、白芍、柴胡、香附、郁金、枳壳（即柴胡疏肝散）以疏肝行气解郁；以党参、白术、甘草、砂仁、半夏（六君子汤加减）即以健脾化痰、理气和胃；辅以山药、薏苡仁健脾化湿，桔梗开肺化痰，夏枯草、浙贝化痰散结。诸药合用，共奏疏肝健脾，化痰散结之效。

触按腰腹嗳气

患者，女，55岁，嗳气时作、大便费力月余，于1997年3月28日就诊。患者素有便秘病史，近来大便数日一行，便时费力，便出量少，时干时稀，便后有未尽感，伴脘腹胀满，触按腰腹则嗳气连声，声高气响，痛苦异常。胃肠钡餐透视显示：慢性胃炎，肠功能紊乱。先生诊其面容痛苦，舌红苔薄黄，脉沉弱。辨证为脾虚气滞。治以健脾益气、理气除胀。药用黄芪25克，党参15克，炒白术9克，陈皮9克，香附9克，炒白芍9克，柴胡6克，肉苁蓉9克，砂仁9克，木香6克，甘草3克。水煎分服，日一剂。服药6剂，腹胀嗳气大减，大便通畅，便量增多，日一次，唯肛门处略有坠胀，触按腰腹时仍有嗳气，但嗳气次数明显减少。上方稍作加减，继服9剂，腹胀嗳气消失，大便正常，病告痊愈。随访1年未见复发。

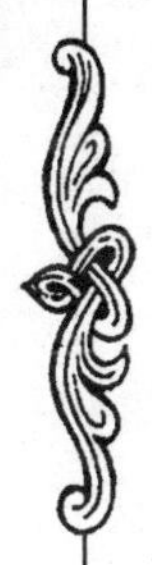

按：此为气虚不运，脾虚不运，气血亏虚。气虚不运，传导受阻，故见大便秘结，腹脘胀满；“脾宜升则健，胃宜降则和”（《临证指南医案》），脾虚不升，胃失和降，胃气上逆，故嗳气频作，触按益甚。治之以黄芪、党参、白术补益脾气；土虚则木乘，故以柴胡、白芍、香附疏肝理气，木香、砂仁、陈皮理气和胃除胀；肉苁蓉为滋阴助阳之品，以滋阴润肠，助阳通便。诸药合用共奏益气和胃，理气除胀之功效。

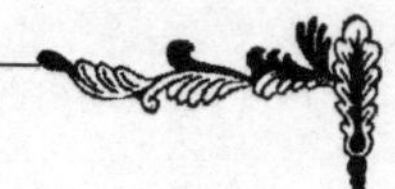

诊余漫话

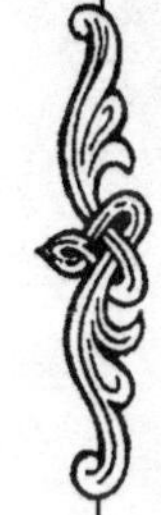

癫狂与痴呆，心肾当分开

关于癫与狂的病因、病症以及治疗等，早在《内经》已有较为详细的论述。如《素问·通评虚实论》有：“帝曰：癫疾何如？岐伯曰：脉搏大滑，久自已；脉小坚急，死不治。帝曰：癫疾之脉，虚实何如？岐伯曰：虚则可治，实则死。”《素问·奇病论》说：“帝曰：人生而有病癫疾者，病名曰何？安所得之？岐伯曰：病名为胎病，此得之在母腹中时，其母有所大惊，气上而不下，精气并居，故令子发为癫疾也。《素问·阳明脉解》有阳明“病甚，则弃衣而走，登高而歌，或至不食数日，逾垣上屋，所上之处，皆非其素所能也，病反能者何也？岐伯曰：四肢者，诸阳之本也，阳盛则四肢实，实则能登高也。帝曰：其弃衣而走者，何也？岐

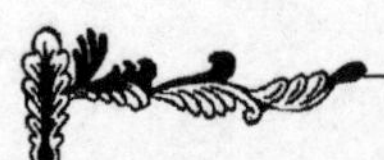

伯曰：热盛于身，故弃衣欲走也。帝曰：其妄言骂詈，不避亲疏而歌者，何也？岐伯曰：阳盛则使人妄言骂詈，不避亲疏，而不欲食，不欲食，故妄走也。”在治疗上，对于狂症，《素问·病能论》主张夺其食，或使之服以生铁落为饮。

关于癫与狂的区别，《难经·二十难》提出“重阳者狂，重阴者癫”。《金匮要略》则认为“阴气衰者为癫，阳气衰者为狂”。

在后世医家关于癫与狂的认识中，从病因病机到诊断治疗，论述较为明确的有明代医家徐春甫和张介宾。

徐春甫在《古今医统大全》中说：“癫狂之病，总为心火所乘，神不守舍，一言尽矣。癫者至高也，火性炎上，正如经云阳气太上则狂癫，狂则孔子所谓狂狷者之狂也。登高弃衣，引重致远者为癫，乃痰火亢炽之甚而然，治宜降下之剂，滚痰丸之属是也。自高辩智，妄语狂言，神明失守为狂，治宜镇心安神，清上之剂，牛黄朱砂丸之属是也。

张介宾认为：“癫狂之病，病本不同。狂病之来，狂妄以渐而经久难已；癫病之至，忽然僵仆，而时作时止。狂病常醒，多怒而暴；癫病常昏，多倦而静。”“凡狂症多因于火，此或以谋为失志，或以思虑郁结，屈无所伸，怒无所泄，以致肝胆气逆，木火合邪，是诚东方实证也。此其邪乘于心，则为神魂不守，邪乘于胃，则为暴横刚强，故治此者当以治火为先，而或痰或气，察其甚而兼治之。癫病多由痰起，凡气有所逆，痰有所滞，皆能壅闭经络，格塞心窍，故发则眩晕僵仆，口眼相引，目睛上视，手足搐搦，腰脊强直，食顷乃醒。”

关于痴呆，陈士铎在《石室秘录》中有论述。说：“呆病如痴而默默不言，如饥而悠悠如失也，意欲癫而不能，心

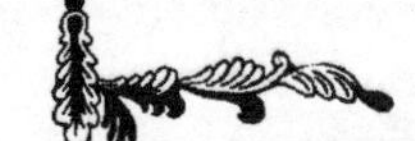

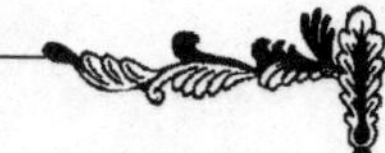

欲狂而不敢，有时睡数日不醒，有时坐数日不眠，有时将己身衣服密密缝完，有时将他人物件深深藏掩，与人言则无语而神游，背人则低声而泣诉，与之食则厌薄而不吞，不与食则吞炭而若快。此等证虽有祟凭之，实亦胸腹之中无非痰气，故治呆无奇法，治痰即治呆也。”

先生在《内经》理论的指导下，总结历代医家关于癫狂与痴呆病因、病机、治疗等的认识，提出了自己的见解，并辨证论治应用于临床。

先生指出：癫、狂、痴呆，皆神之异常。心主血，藏神；肾主骨生髓，脑为髓海。“癫狂与痴呆，心肾当分开”，即治疗癫狂病证，实证以治心为主，虚证以治肾为主。

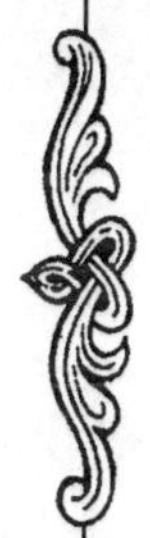

狂症多因于火，若只因火邪而无胀闭热结者，可用黄连解毒汤清热泻火；若水不制火，而兼有心肾不足者，用朱砂安神丸，或二阴煎；若阳明火盛，阳明经证用白虎汤，阳明腑实证用大承气汤；若心脾受热，叫骂失常，而大便干结者，用凉膈散或当归芦荟丸；痰火扰心者，用生铁落饮，或滚痰丸，或大承气汤下之。

癫证多因于痰，气有所逆，痰有所滞，痰气交阻，格塞心窍而发病。气滞者，用四磨饮，或大和中饮；痰盛者，用二陈汤，橘皮半夏汤；痰火者，用朱砂安神丸，或清膈饮等。

凡虚证，特别是老年痴呆，或狂或癫，当以补肾为主。根据阴阳气血之不同，采用不同的治疗方法。如气虚者，用补中益气，大补元煎之类；血虚者，用四物、六味、左归饮等；阴虚有火者，宜滋阴降火；阳虚有寒者，用理中汤、八味丸、右归饮等。

对于痴呆病证，痰湿盛者，宜健脾理气、祛痰安神，可

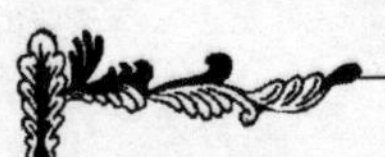

用人参、白芥子、菟丝子、白术、茯神、半夏、附子、白薇、朱砂等药。气郁不舒者，可用人参、柴胡、当归、菖蒲、附子、茯苓、大枣、半夏、白芍、南星、神曲、郁金，甘草等。

脾胃同为后天本，临证辨治不可混

《素问·灵兰秘典论》说：“脾胃者，仓廪之官，五味出焉。”《素问·六节藏象论》说：“脾胃大肠小肠三焦膀胱者，仓廪之本，营之居也，名曰器，能化糟粕，转味而入出者也，其华在唇四白，其充在肌……此至阴之类，通于土气。”

从以上有关论述中可以看出，对于脾胃功能的认识，《内经》多在一起论述。从而反映了脾胃两脏在饮食物消化吸收方面的共同作用，故称其为“至阴之类”。

然而，脾之与胃，一脏一腑，一升一降，一阴一阳，脏腑功能不同，生理特性有别。可概括为：升降相因，纳化相合，燥湿相济。正如《素问·太阴阳明论》所说：“黄帝问曰：太阴阳明为表里，脾胃脉也，生病而异者何也？岐伯对曰：阴阳异位，更虚更实，更逆更从，或从内，或从外，所从不同，故病异名也。帝曰：愿闻其异状也。岐伯曰：阳者，天气也，主外；阴者，地气也，主内。故阳道实，阴道虚”。

因此，在治疗上，脾胃虽同为后天，亦应当区别对待。先生深研《内经》脾胃理论，结合自己几十载临床治疗经验提出：治脾胃病以甘味为主、辛甘入脾、辛苦入胃及治脾当

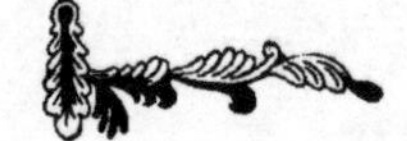

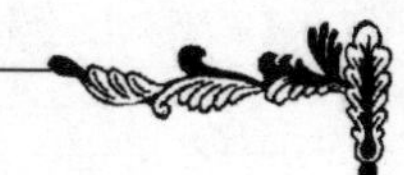

升、治胃宜降、脾胃同治、各有侧重的观点。现将先生治疗脾胃病的用药特点分述如下：

一、补脾养胃，甘味为主

先生指出：甘味属土，为脾胃所主，甘味药既能入脾，又能入胃，这是脾胃用药之相同处。药既有味，又有气，因此，甘味药又有甘温（热）、甘寒（凉）及甘淡之别。其中，甘温热药，补气助阳，脾胃气虚者宜用之；甘寒凉药，养阴清热，脾胃阴虚者宜之；甘淡药补脾渗湿，脾虚湿困者宜之。

脾为湿土，喜燥而恶湿，其气主升，因此，脾病多湿而其气易陷，治当宜甘温（热）、甘淡之品，以达补脾益气，以助脾升，温燥渗湿以利脾运之目的。胃为燥土，喜润恶燥，其气主降，胃病多燥而其气易逆，治胃宜甘寒（凉）之品，清燥润通以助胃降。正如叶天士所谓：“太阴湿土，得阳始运；阳明燥土，得阴自安”。

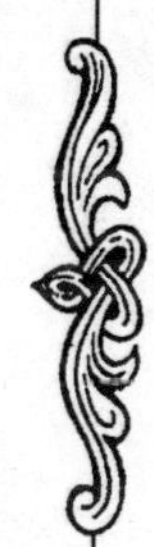

同时先生强调：甘温之品，补脾气益脾阳，但脾阴不足又非甘温之所宜，而须甘润之品，滋养其阴；治胃多用甘凉，而甘凉濡润之品，只能益胃阴而不能补胃阳，因此，胃中阳气不足者，亦当用甘温之药补其气益其阳。

因脾与胃生理病理特点不同，故甘温者主入脾，甘凉者主入胃。因此，甘味药主入脾胃，补脾养胃以甘味为主，是治疗脾胃虚弱的基本原则。

二、辛甘入脾，辛苦入胃

辛甘入脾，辛苦入胃，亦是先生针对脾胃的生理病理特点而提出的用药原则。先生指出：因辛与甘相合，辛甘化

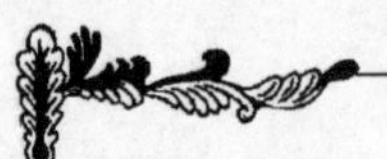

阳，辛甘发散为阳，故辛甘相合，则主升、主动，故入脾。辛与苦相得，辛苦通降为阴，辛苦相合，主降、主通，故入胃。

（一）辛甘入脾

脾主运化，其用在于无形，属阴土，为地气上腾，健行而不息，其气宜升。脾为阴土，体阴而用阳，病则水湿壅盛而阳气易亏，阳气虚，则其气不升，甚则下陷。辛甘之药性多温燥，有补脾益气、升阳举陷之功，故主入脾。

在辛甘入脾的基础上，对入脾之药先生又作出了进一步的分析说明，指出：辛甘之味又有辛温、甘温之不同。其中，甘温者，气味皆属阳，甘则补脾，温则益气，甘温相合而具补脾益气之功。药如人参、黄芪、白术、山药、甘草等，方如四君子汤、参苓白术散、保元汤等。辛温者又有气味厚薄之分，辛温而气厚者具温阳散寒之功，如干姜、附子、桂枝等，多用于脾阳不足、阴寒内盛之证。辛温之品与甘温之药相伍，则辛散可行甘缓之滞，甘缓可敛辛散之性，缓而不滞，散而不耗，温阳益气效更彰。方如附子理中汤、黄芪建中汤等。味辛而气薄者，有升阳举陷之功效，如升麻、葛根、柴胡等。与人参、黄芪、白术、甘草为伍，益气升阳举陷效更宏，方如补中益气汤、举元煎等。

（二）辛苦入胃

胃者，水谷之海，纳则贵在下行，属阳土，其气宜降。胃气主降，以通为用，以降为顺。胃病则气失通降。辛苦之品，具通降胃气之功，故入胃为主。

针对辛苦入胃的药物特点，对于入胃之药先生结合性味

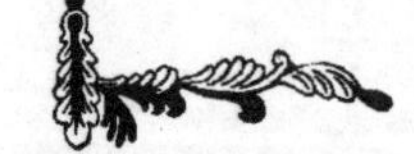

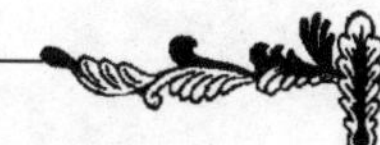

亦作了更加详尽的剖析说明。先生强调指出：辛苦之药又有性温性寒之不同，性寒者又分辛寒和苦寒两类。因胃为燥土，病多燥热亢盛，因此，胃病则辛苦性寒之药为必用之品，药如石膏、大黄、黄连、枳实等，因其气味略异，功用亦不尽相同。如大黄气味俱厚，功专下行，长于通下，对阳明胃腑燥热炽盛而大便秘结者，具有泄热通便、推陈致新之功；黄连之苦寒，因其苦胜，其气主降，善导胃中邪热下行而清热止呕，且兼燥湿之功，为治湿热积于胃腑中之圣药。大黄、黄连虽同为苦寒之品，而大黄主通，黄连主降，二者合用，取其气味之薄，善清无形邪热蕴结于胃而心下痞满诸症，方如大黄黄连泻心汤。枳实则辛苦而寒，行气通降之功胜；石膏辛甘大寒，寒主清热，治阳明散漫之热为优，方如白虎汤。辛苦而性温者有燥湿化浊，宣通降气之功，药如苍术、陈皮、半夏、厚朴等。对脾湿过盛影响到胃而致胃中湿浊停滞、气机郁遏不降者，非此不能除，如燥湿化浊降气和胃之平胃散；消食导滞之枳实导滞丸；涤饮通降之小半夏汤，皆以辛通苦降之品为主。

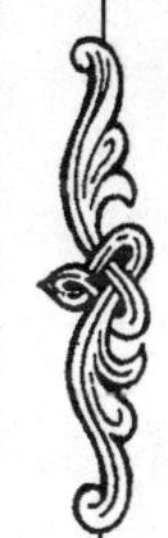

三、治脾当升，治胃宜降

脾与胃，一脏一腑，一阴一阳，一升一降，一燥一湿，生理特性不同，临床发病治疗用药亦有别。先生在深研脾胃生理特性基础上，结合自己几十年治疗脾胃病的切身体会提出了“治脾当升，治胃宜降”的治疗思想。

（一）治脾当升

治脾当用温升，是针对脾病气虚不升，甚则下陷的病理特点而言。其用药当以甘辛性温之品为主，方如四君子汤、

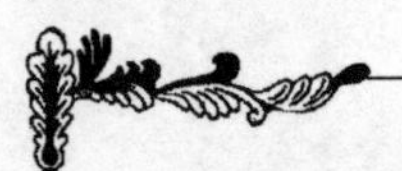

补中益气汤等。

针对脾胃升降相因的生理特性，先生进一步强调：治脾用温升，亦需佐以降胃，以达升降相因之目的。从病机而论，脾虚运化无力，易积湿生浊，脾湿郁滞常影响到胃而致胃气不降受纳失常。降胃常选辛苦通降之品，虽与甘温升脾之药性味相反，但同奏祛湿化浊，恢复脾运之功。正如石寿堂所言："用药治病，开必少佐以合，合必少佐以开；升必少佐以降，降必少佐以升。或正佐以成辅助之功，或反佐以作向导之用。"因此，在具体应用治脾当温升这一理论时，可在益气升脾方药中，少佐顺降开泄之半夏、陈皮、枳实之类，疏通湿浊之壅塞，以利脾气之运行。

（二）治胃宜降

先生指出：治胃宜用通降，是根据"六腑以通为用"的理论，针对胃病多见燥热邪实和气机不降之病理特点而设。但是，所谓通降，并非专指攻逐泻下而言。如治疗阳明腑实证，用苦寒通降之三承气汤；饮食积滞，用消导通降之枳实导滞丸；湿浊阻胃，用燥湿通降之平胃散。其他如降逆止呕之旋覆代赭汤、行气通滞之木香槟榔丸、涤饮通降之小半夏汤等方中皆以通降胃气之药为主。

再如胃痛，根据"不通则痛"之理论，常用柴胡疏肝散加减理气止痛；失笑散等加减活血化瘀止痛；良附丸、建中汤之类温阳散寒止痛；平胃散合二陈汤燥湿化浊恢复胃气通降而止痛。

同时，先生指出：有些药物虽无辛通苦降之性，但能消除影响胃气通降之病因，亦是间接达到了通降胃气之目的，是殊途同归之法。

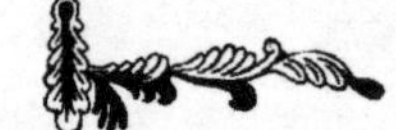

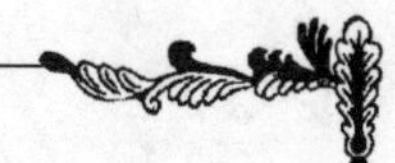

由于脾与胃在生理状态下升降相因，才能共同完成人体饮食物的消化吸收功能，因此，先生指出：在治胃用通降时，亦需佐以升脾。胃失通降，常与脾不运化、积湿生浊有关。如枳实导滞丸，在消导通降方药中加一味白术，一方面可助脾之运化，促使积滞排出；另一方面可防止消导通降太过而损伤脾气，有预防矫枉过正之弊。而单纯降胃之剂，多因病情需要，非急速下达不能解病人之危，但中病即止，不可过剂，过则易致脾气不升而泄泻。如大小承气汤，急下存阴，服用时就须“得下，余勿服。”

最后先生强调：根据脾胃的生理病理特点，虽有辛甘入脾，辛苦入胃；治脾当温升，治胃宜苦降的用药规律，但这是针对脾胃分治而言。若脾胃俱病，又当升脾与降胃并用，脾胃同治而有主次之分。如以古方为例，仲景之枳术汤，用白术 60 克，枳实七枚，以治疗饮浊凝聚于中焦之证，用白术之甘温，健脾利水以助其升，苦寒之枳实，降气行滞以助胃降，脾升胃降则水去痞开。在用量上白术用 60 克，枳实只用七枚，从组方药量分析，说明本方以治脾为主，治胃为次；又如升阳益胃汤是治脾为主，降胃为次；枳实消痞丸是降胃为主，而佐以升脾；而橘皮枳术丸则是升脾降胃并重。

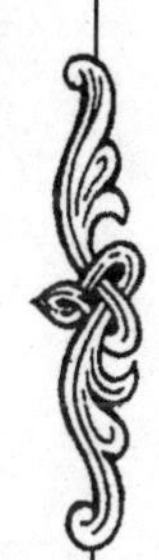

吞酸吐酸，证治有别

胃酸过多是内科常见病证，当今临床多用乌贝散（乌贼骨、川贝）治疗，收到一定疗效。岂知“酸”之为病，有吞酸、吐酸之别，若不加辨识，一概而论，背离辨证论治的原

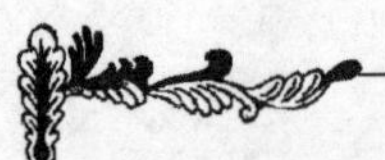

则，难得桴鼓之效。先生以自然之物，天热物易酸腐之实，类比人体，提出：凡嘈杂作酸之病，皆有热，但由于寒凝失于宣通，亦可郁而作热，可知该证虽总属热证，但其病机另有寒热之辨耳。

先生指出：吞酸有凝敛不通之象，属阴，为寒郁作热；吐酸有上涌外泄之象，属阳，为阳盛生热，若参之兼证，前者苔多薄白而腻，多伍以煅瓦楞治之，取其能通郁活血，以治其久结之热，使气血冲和则郁热自解，且瓦楞亦能祛痰，能顾其痰郁，虽不用寒凉之药，却能使热解而酸除。临床上浅表性胃炎常见此证。至于吐酸，可见于消化性溃疡等多种疾病中，舌多红绛，为热证无疑。但此胃热多由肝郁生热影响所致，治当佐金平木，予左金丸。何不直接平肝而以佐金平木，目的在于取法自然制约之功，其效尤佳。实则泻子，方中黄连苦寒，入心经以泻心火清心热，避免心火移热于肺，则肺清肃以收平木之功；同时，黄连可厚肠胃止泻，能兼清胃热。吴茱萸色青入肝味辛，能散肝以防郁滞，使热不郁结，并可引肝热归元，以热引热，为同气相求之意。两药相配，则方性寒凉以泻肝火，辛开苦降，共收疏肝降胃之效。

总之，吞酸吐酸，证治有别，辨证准确，每有效验。

下法的临床运用与体会

下法是临床常用的治疗胃肠积滞、寒热便结或悬饮腹水等的一种方法。在临床上，最常见的是以下法治疗便秘，本

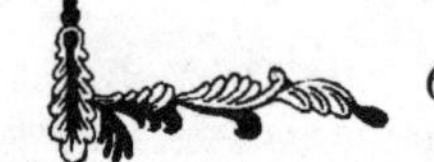

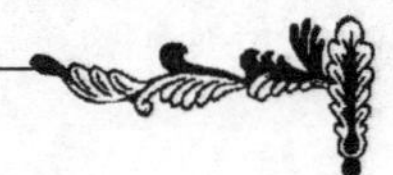

文仅就此谈谈个人的看法，不当之处，请指正。

一、便秘的基本病机是气结津亏

便秘就是大便不通畅。不论粪便干结与否，只要有排便困难的特征即称便秘。便秘的病因有寒热、食积、阴亏、血虚等的不同，但就其基本病机来说，不外乎气结与津亏两方面，因此，大便正常与否，取决于大肠中的津液含量和大肠传导能力的强弱。一般来说，津液含量适中，传导功能正常，则大便正常；若实热搏结，阴虚火旺，或血虚生燥，则往往易使津亏而致便秘。

大肠的传导功能有赖于肺、脾的支持。肺主气，司呼吸；脾主运化，为气血生化之源，与全身气机通畅与否密切相关，尤其肺对大肠传导功能关系更为密切。若痰浊阻肺，实热犯肺或肺气亏虚日久，皆可使大肠气机不利，或气滞或气虚，传导失常而便秘。正是由于便秘的基本病机是气结津亏，所以，《内经》才有“大肠主津所生病”“肺与大肠相表里”之论。

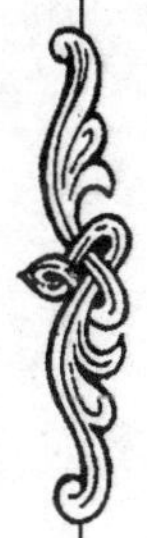

二、通下大便有直接间接之不同

一般认为，下法即当使用泻下之品，如大黄、芒硝、巴豆之类。而实际上，因便秘的病情有虚有实，因而通下大便亦有直接、间接之不同。凡外感六淫，入里化热，结于胃肠者，可根据其具体情况，选择使用通下药物，如《伤寒论》中之三承气汤。但由于这些药物往往可致“积结祛而肠胃竭”，过量可使肠道津液伤，故运用时要中病即止，不可妄用无度。

内伤便秘，往往缘于气血阴阳的不足或气机异常，如肺

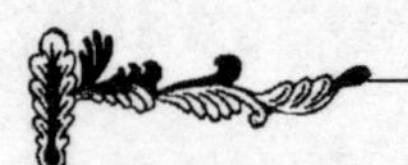

脾气虚、肝气郁结等，在治疗上就必须求本而治，不一定非通便泻下，如老年性或习惯性便秘，其本为年高体衰，气血不足，或肺气不足，肠道津亏，若用大黄及利气之品，虽收一时之效，终难以达到便通正常之目的，且大黄过用久用不但伤津，同时致气机不利，致使脾肺益虚，贻害无穷。此种情况当以补益肺气为主，可用党参、黄芪等，佐以滋润之品。补益肺气兼生津而助大肠传导，临床用之效果显著，若佐以杏仁以通肺气下达大肠，则效果更佳。

肝主疏泄气机，肝气郁结而致便秘者，临床颇为常见，尤其对更年期综合征之便秘患者，因其多有烦躁易怒，胁肋疼痛之症，采用疏肝理气或清泻肝火之法，常可事半功倍，并不需要直接使用通下药物。

必须指出的是，内伤便秘患者，因患病日久，正气已虚，除非万不得已，不可速泻，即使是便秘日久，标病甚急，不得不用泻下之品时，也要酌量使用，且要根据病情，配以苁蓉、生地、党参、当归等益气养血滋阴之药。可见，治疗便秘，灵活圆机非常重要。若邪实内结而致者，自当以攻邪为主，取其邪去正安之效。因正气不足或气机失调而致者，则当以扶正为主，可少佐以泻下之品。

按：先生以治疗便秘用下法为例，对便秘的病因病机及治疗进行了详细论述。先生首先根据《内经》“大肠主津所生病”的理论提出：气结津亏是便秘基本病机的观点；根据自己临床治疗便秘的经验和便秘的病机有虚实两端的临床实际，先生明确提出：治疗便秘通下大便有直接和间接之不同的治疗新思路。先生之论不仅具有理论意义，而且对于临床便秘的治疗提供了切实可行的操作方法，实为理论联系实践之典范。

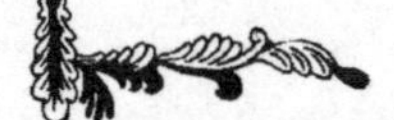

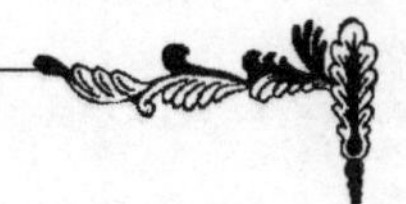

温法的临床运用与体会

温法是一种以温热药治疗寒性病证的方法。发端于“寒者温之”的经旨。温为药性，而任何药物都具有性味两方面，寒证亦有内外虚实的不同。温法用于除表寒证归汗法外的一切寒证。因此，应用温法，必须将药物的性味、寒证的部位及虚实综合考虑，方可切实。

一、性味相合，定其主证

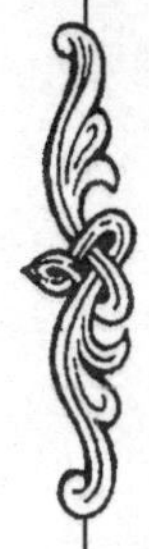

不同味的药物主治不同。辛善走窜，能疏理血气，祛除邪气；甘善滋补和中，可填虚缓急；酸性收涩，且能敛阴阳气血；苦能降能燥，善理气逆湿阻；咸能软坚散结，且能通下。另外，还有淡味能渗能利。因此，同样运用温热药，必须结合药物的五味，更重要的是分析药物性味的特点。寒邪外袭，导致经络阻滞，营卫被伤，出现恶寒、背痛、头项强痛的表寒证，当治以辛温，以辛之散达表，以温祛寒，以散表邪。寒邪入里，凝滞气血，可出现腹痛泄下，日久可导致坚积，气滞血瘀等证，当以辛苦温合而治之。借苦降之功，合辛散之能，可使寒去，气血通畅，阳气得复，坚积气结消散。如苦辛温之半夏，是消除里寒积滞或痰结常配用的药物，意即在此。须指出，辛苦相合并不局限于一味药，辛温与苦温结合应用，更能体现祛寒散结作用，是方剂配伍基本原则之一。如辛热之巴豆与苦寒之大黄配伍，其意就在于借巴豆之大辛大热以散寒邪，用大苦大寒之大黄防辛热过盛并

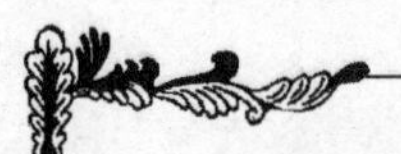

取其苦降之能以通滞，而使其下行。此外，同是辛温之品，有的只散寒而不助阳，有的既能助阳且能散寒。前者通过祛寒而护阳，后者则温阳而祛寒。如良姜、荜茇，能祛胃脘之寒滞，善治寒性胃痛，但没有助脾阳的作用，而脾肾阳虚，亡阳欲脱，脉微欲绝等证，则当以干姜、附子、肉桂之品，大温其阳，消解寒邪。

二、辨别部位，选择用药

结合寒邪所在和脏腑组织的分布，可将寒证分类如下：一是按表里分，有表寒证和里寒证；二是按脏腑分，主要为心肺阳虚，脾阳虚和肾阳虚，阳虚寒自内生。

表寒证，治宜辛温解表；里寒证有虚实之别，实证多为寒邪直中，多在胃肠，当温中散寒。若阴寒内盛或阳气暴脱当回阳救逆，若寒邪阻滞经络，肌肉关节疼痛，或胞宫受寒之月经不调，经行小腹冷痛，或宫寒不孕等证，当温经散寒。虚证多为寒自内生，在上焦者多为心阳虚，中焦者多为脾阳虚，下焦者肾阳虚。《医学心悟》说："纳凉饮冷，暴受寒侵者，宜当温之。体虚夹寒者，温而补之。寒客中焦，理中汤温之，寒客下焦，四逆汤温之。"

古人对药物的作用除重视性味外，对其五色也有一定的参考价值，也是用药的重要依据。如干姜色黄，善助脾阳以祛寒，但炒黑之后则兼入肾，而青色的吴茱萸则能入肝散寒，桂枝色赤入心通阳，薤白色白入肺能宣通胸中之阳，以散阴寒之结。可见，以温药之色识主证部位，也是用药的一种方法。

总之，温法能助阳散寒，温通血脉，行气通结，往往与其他治法相结合治疗各种虚实不同的夹寒证。如温散法治表

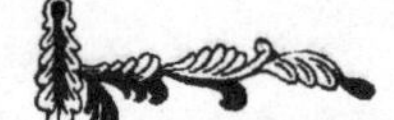

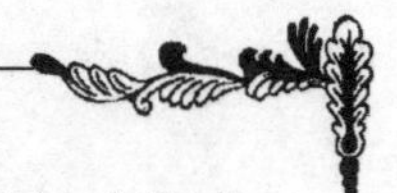

寒，温下法治寒结，温补法治疗虚寒，温利法治疗阳虚小便不利之水肿，温涩法治疗虚寒滑脱，升阳法治疗阳虚头痛等，随辨证的需要而运用之。

按：本文虽然题为“温法的临床运用与体会”，但读罢全文，我们体会先生实际是以温法为例，论述了临床用药治病必须将药物性味、病证的部位和疾病虚实综合考虑方能取效的治病用药思路，特别强调应用中药应性味相合，而这一思路正是在中医学理论指导下用药的生动体现。只有在中医学理论指导下应用的药物才叫中药，这是先生一贯倡导的观点。如以温法为例，温是指药性而言，结合药味则有辛温、苦温、甘温、酸温、咸温之别，因此，临证必须性味结合而应用。同时先生以同是辛温之品，有的只散寒不助阳，通过祛寒以护阳，如良姜、荜茇等，而有的既能助阳又能散寒，通过温阳以祛寒，如干姜、附子等，强调指出同一性味的药物其作用亦有不同，临证选药应区别对待。最后先生指出：中药之功效除性味不同而有别外，其他影响因素颇多，应综合分析选择用药，如药物之色也是用药的重要依据，如干姜色黄，善助脾阳以祛寒，但炒后则兼入肾；而桂枝色赤入心通阳，吴茱萸色青入肝散寒等。先生本文之论对于如何以中医学理论指导把握和运用中药不无启发。

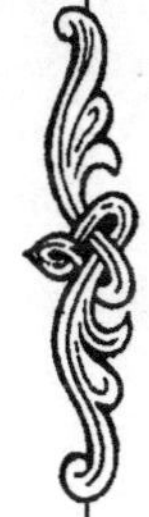

理气法在治疗中的作用

理气法是治疗便秘的重要措施。肺主宣降，可使津液下润大肠，而且肺气肃降助大肠之传导功能。因此，治疗便

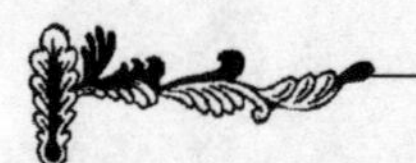

秘，调理气机是一项重要的措施。

这里所说的理气，不仅仅是指在治疗气虚便秘时要使用补益肺气的方法，而且配合行气等各种调气方法。其目的旨在调气散结，从而解除气结这一便秘的基本因素。如《伤寒论》中之大小承气汤证，都是在以大黄等泻下药为主的基础上配合厚朴及枳实等组成，而且行气药量的大小，直接影响泻下力量的强弱。其机理正如柯韵伯《伤寒来苏集》所说“诸病皆因于气，秽物之不去，由气之不顺也。故攻积之剂，必用气分之药，故以承气名汤。”

再如桔梗一药，性平味苦，既升且降，善于开提肺气。在治疗气虚便秘时，因肺失宣降者，每用桔梗配杏仁而取效。汪讱庵说：“桔梗味苦入肺，能载诸药上浮，又能通天气于地道，使气得升降而益和。”可见，桔梗之所以能治便秘，是由于桔梗能理肺与大肠之气机，气机畅，则气结散。正寓“提壶揭盖”之意。

脾胃为气机升降枢纽，且为气血生化之源。因此，便秘理脾气也非常重要。在脾运不及的情况下，健脾益气也可起到通便的效果。

按：先生结合自己临床治疗便秘应用理气法的体会，提出了理气法治疗便秘之目的旨在调气散结。因气结便秘有虚实两端，因此，调气散结之途径有二：一是通过补肺益气、健脾益气等方法而达理气之目的；二是行气而达理气之目的。虚实异治，但殊途同归，临床应辨证分治。同时，先生提出：治疗气虚便秘时，应用桔梗配杏仁，以“提壶揭盖”而取效，这确为经验之谈。

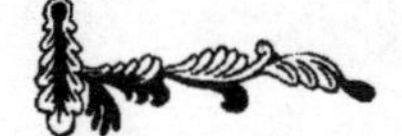

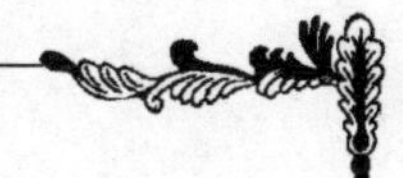

通法俚言

一、通法与通剂

通法为常用治疗方法之一，虽然清·程国彭《医学心悟》论“医门八法”中未曾论及，但本法为历代医家所重视。方与法有密切关系，方由法立，方有十剂，通剂为其一种。十剂原为药物功效的一种分类，见于北齐徐之才《药对》，据药物性能而分为宣通补泻轻重滑涩燥湿十类。日人丹波元坚说：“乃药之大体，而不是合和之义。”至宋《圣济经》始添一剂字，成无己《伤寒明理论》称为十剂，与七方配成体用关系，阐发了十剂应用的理论，他说：“制方之体宣通补泻轻重滑涩燥湿十剂是也；制方之用大小缓急奇偶复七方是也。是以制方之体欲成七方之用者，必本于气味生成而制方成焉。其寒热温凉四气者，生乎天，酸苦辛咸甘淡六味者，成乎地，生成而阴阳造化之机存焉，是以一物之内气味兼有，一药之中理性具矣，主对治疗由是而出，斟酌其宜参合为用。”通法由通剂而体现，徐之才说：“通可去滞。”刘完素也说：“留而不行为滞，必通剂而行之。”故通剂的含义是疏通积滞为目的，方药的配伍须据病情从而达到通法的要求。

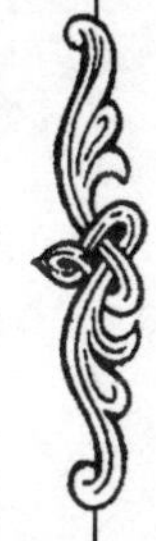

辨证论治是理法方药的临床验证。只有在医学理论指导下，根据病情而定法，从而遣方用药。方又称方剂，它是根据配伍原则所组成，是治法的体现；法是治法，依辨证而

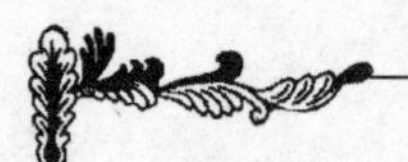

定，故方据法成，法以证立。刘完素说：“方有七，剂有十；故方不七，不足以尽方之变；剂不十，不足以尽剂之用。方不对病，非方也，剂不蠲疾，非剂也。”刘氏将七方与十剂的结合应用，体现了方与法的关系，方是剂的目的，剂是方的要求。方与剂是为法服务的。

二、通之蕴义

通可去滞，即用通利之药，祛除邪壅气滞之证。就通而言，除治法外，有生理之通，病理之通。前者为正常之通，后者则为异常之通。生理之通，系指人体气血津液畅行无阻，《灵枢·本脏》说：“经脉者，所以行血气而营阴阳……。”血在脉中有秩序的循行，须赖气的推动。《素问·平人气象论》说：“人一呼脉再动，一吸脉亦再动，呼吸定息，脉五动……命曰平人。”脉的跳动标志血的循脉流行，故有“气为血帅”之说。唐容川说：“其气冲和则气为血之帅，血随之而运行，血为气之守，气得之而静谧；气结则血凝，气虚则血脱。”唐氏不但指出气与血在生理上的关系，同时还强调血病由于气。五脏对气血的生成和运行起着重要作用，其所藏之精气津液亦贵流通。六腑在饮食消化过程中，亦不得停留而不运，《素问·五脏别论》说：“六腑者，传化物而不藏，故实而不能满也。”“六腑以通为顺”之说，即指此而言。

病理之通，由各种因素所致之气机紊乱，血不归经，阴阳失调等，从而出现呕吐、泻利、自汗、盗汗、多尿、遗精、崩漏、带下等，虽然病因不同，病位各异，病机不一，脏腑各别，但都属于病证之通。故有“以通为补”之说，但这是不够全面的。

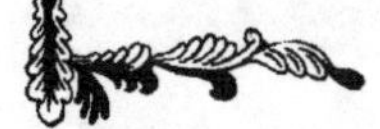

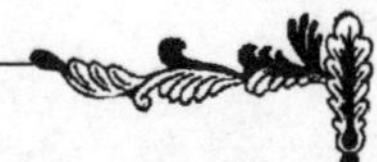

治疗之通，是针对邪气留滞，气血瘀阻而设。应“伏其所主，先其所因”而通之。李时珍说：“滞，留滞也。湿热之邪，留于气分而为痛痹，宜淡味之药，上助肺气下降，通其小便，而泻气中之滞，木通、猪苓之类是也；湿热之邪，留于血分，而痹痛肿注，二便不通者，宜苦寒之药下引，通其前后，而泻血中之滞，防己之类是也。经曰，味薄则通，故淡味之药，谓之通剂。”李氏对通法和通剂作了说明，虽不够全面，但还是有一定的参考价值。

三、通法的分类及运用

通法的运用，是根据病情而定方药，由于病证的不同，因而有温通、寒通、宣通、润通、补通、泻通等不同。程国彭说：“论病之情，则以寒热虚实表里阴阳八字统之，而论治病之方（法），则为汗吐下和温清补消八法尽之。”程氏所谓八法尽之未免过于武断，虽未论及通法，但他认为八法的制定，是以八纲为基础，而八法的运用，同样以八纲辨证为依据，通法也不例外。通法在八纲辨证的基础上运用导滞、祛瘀、活血、理气、催吐、通利大小便等，都属通法范围。此外，在治疗上为了达到正常生理之通，故在补虚、泻实中都具有通的含义。由此可知，通法是运用一定原则配伍方药，从而达到生理正常之通。

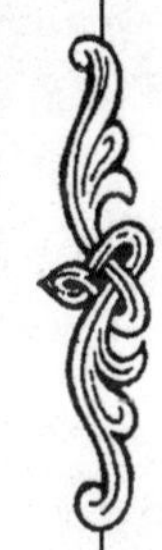

诚然，生理上六腑以通为顺，但在病理上有通之太过与通之不及之分。太过者，如泻利、多尿；不及者，如便结、癃闭等。若有积滞而表现通之太过者，如痢疾初起，热结旁流，瘀血崩漏等，当“通因通用”。张子和说：“陈莝去而肠胃洁，癥瘕尽而营卫昌，不补之中有真补存焉。”张氏此言含有祛瘀生新之意，针对邪正关系而言，祛邪与扶正虽都有

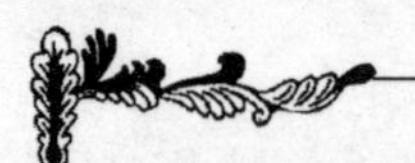

通的含义，在某种意义上说，祛邪是为了扶正，扶正也可祛邪，但祛邪和扶正毕竟不同，由于祛邪之品并非扶正之药，扶正之方也非祛邪之药，“邪气盛则实”，当祛邪为务，“精气夺则虚”，应补虚为先，补虚泻实截然两途，虽有虚实相兼，亦当遵“无实实、无虚虚”，勿“损其不足而益有余”。此为医者切记。

通法是针对邪壅气滞，致使气血津液不得正常运行而设，若因气血津液不足而运行无力者，当补其虚促使其正常运行。因此说，通法虽运用于实证，但补虚亦含有通意。从这个意义上说，通法似有泻通与补通两大类。前者指方药具有通滞功效而言，后者则为扶正作用而论，两者殊途同归，故药物之升降浮沉、寒热温凉在通法中俱可用之。方以法立，方与法建立在辨证求因、审因论治的基础上，谨守病机，各司其属，有者求之，无者求之，才能达到理法方药的一致。此外，通法与下法，有时混通，由于下有通意，通未必下，以此别耳。

按：“通法俚言”是先生发表于《中医杂志》1990年第4期的一篇文章。综观全文先生之论体现在如下方面：一是述理清关系明。方是剂的目的，剂是方的要求，方与剂是为法服务，因此，通法是由通剂来体现；二是澄是非，明概念。综历代所述，先生明确提出：中医学理论通之内涵有三：生理之通，病理之通，治疗之通。其中，生理之通，系指人体气血津液畅行无阻，是为正常之通；病理之通，是指由各种致病因素所致之气机紊乱，血不归经，阴阳失调等，具体表现有太过与不及之别；治疗之通，即通法，是针对邪气留滞气血瘀阻而设；三是适临证，定治法，选方药。如先生指出：通法的运用，由于病证的不同而具体问题具体分

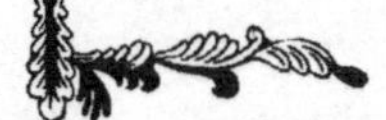

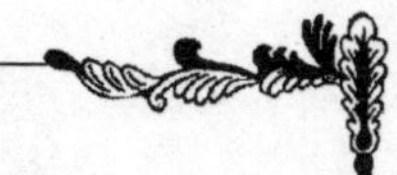

析。从病证分虚实两端而言，则通法有补通与泻通之别；从具体方药的功用角度而言，则又有温通、寒通、宣通、润通、补通、泻通之分。先生之论既达到了理论的深度，又符合临床要求，见解可谓深刻。

东垣重脾胃阳气，治用风药慎助阳

先生对于历代医家的学术思想颇有研究，对于每一家的理论及组方用药特点常有独见。以东垣为例，先生将其学术特点概括为“东垣重脾胃阳气，治用风药慎助阳”，并对此进行了详细的解释与论述。

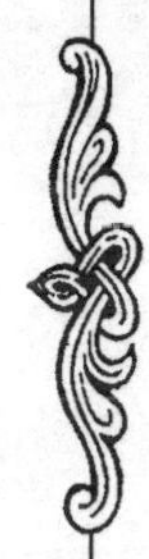

东垣脾胃学说的核心为脾胃元气论。元气来源于先天真气，赖后天水谷精气充养，东垣尤其强调后天脾胃对于元气的重要作用，认为“人之真气衰旺，皆在饮食入胃，胃和则谷气上升”（《内外伤辨惑论》）。脾胃位于中焦，为气机升降之枢纽，脾胃气机升降正常与否，是影响元气盛衰的重要原因。在论脾胃升降过程中，李氏更重脾胃阳气之升浮，认为：在自然界，有春生夏长，则万物蓬勃；秋收冬藏，则万物凋零的特点。在人体，也有气机升降的规律，脾胃阳气健旺，谷气上行，犹如春夏生长之气旺，故人体安和而长寿，因曰：“春生夏长，皆从胃中出也。”（《脾胃论·阴阳寿夭论》），旨在强调脾胃阳气升发对于元气充盛及人体健康的重要作用。

元气以脾胃为根本，脾胃衰则元气必随之而衰，即“脾胃既损，是真气、元气败坏，促人之寿”（《内外伤辨惑

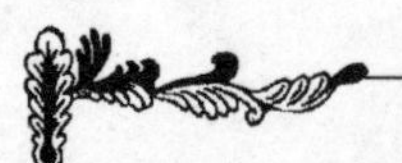

论》)。脾胃气衰，中气不足，最典型的病理变化有二：一是清气下陷。“脾胃之气下流，使谷气不得升浮，是生长之令不行，则无阳以护其荣卫，不任风寒，乃生寒热”(《内外伤辨惑论·饮食劳倦论》)；二是阴火上冲。谷气下流，变生湿浊，流于肾间，使下焦之气不化，郁而生热，成为阴火冲逆于上。脾胃阳气虚弱下陷是上述病理变化的共同机制。

针对上述生理、病理特点，李东垣以补中升阳为治疗脾胃病的最基本方法，以补中益气汤为其代表方。此外，东垣据四时气候不同而病情有变的情况，制定了应时之方：暑季主用清暑益气汤，秋令以升阳益气汤，冬时用沉香温胃丸，春天补中益气汤加羌活、防风、藁本等。以上方剂中仅沉香温胃丸一方有炮附子，但各方均有风药，以升麻、柴胡、羌活、独活、防风、藁本等多见。这些风药构成了东垣方的特点。先生对东垣组方少用附子多用风药的特点，做出了深刻分析：首先，少用助阳药。如附子辛热，虽然同样具有风药之升散的作用，但因其同时入肾经，有助下焦阴火之势，因此，仅用于冬季沉香温胃丸中以温肾除寒，其余方中不用附子，是为了避免其加剧下焦阴火之弊。其次，多用风药。东垣升发脾胃阳气多用风药，依据有二：其一，从肝与脾胃的关系而言。生理上，“土得木而达”，肝的疏泄功能有助于脾胃运化及气机升降；病理上，肝病常累及于脾胃，肝气上逆导致木旺乘土，肝气郁结导致木不疏土。而风气通于肝，风药与肝存在着密切关系，因此，用风药可以疏（舒）肝，肝气舒则疏泄有度，有助于脾胃运化及气机升降。其二，从风药本身的特性而言。风药性升散，可以直接升发脾胃阳气，从而使下流之谷气得以升提。

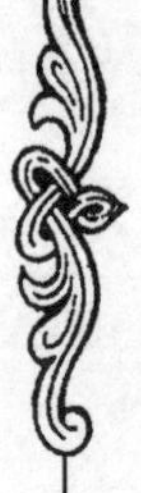

通过上例，先生指出：临床用药时除掌握药物性能外，

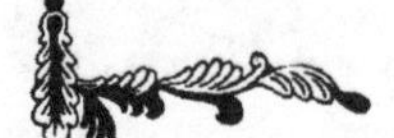

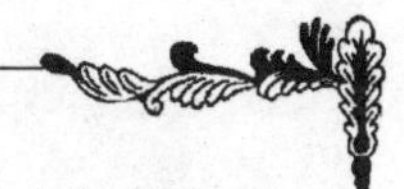

尚需结合脏腑的生理特性及病理特点，这样方能有的放矢，取得显著的疗效。

中药具性味，配伍见疗效

先生自出道行医至今已六十余载，在从事临床活动之余，潜心治学，勤于思考，深入钻研中医理论，对于中药理论及临床运用有着精辟、独特的见解。此仅将先生在授课过程中涉及的有关中药、方剂之精论奉献同道。

一、中药气、味、色辨析

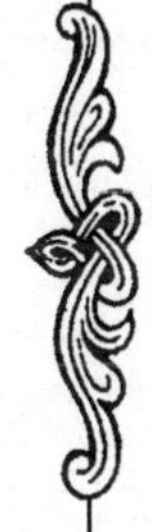

任何一味中药都具气、味两方面的特征，它们是构成中药性能的基础，因此，先生常常耳提面命：掌握中药性能，须首先对此二者有明确的认识。

先生说：中药之气，有两方面的含义，其一，是四气五味之气，即温、热、凉、寒之气。这种气禀受于天，是药物（尤其是植物药）在生长过程中受春温、夏热、秋凉、冬寒气候的影响而具有的一种性质，其特点在于“入腹方知其性”，以感觉器官并不能判断其性质之凉热。如夏枯草，至夏干枯，未禀夏热之气，故性寒而具清热之功，味苦辛，故能散结。其二，是药食气味之气，臊、腐、香、腥、焦等可嗅之气，即属此类。任何药物（食物）都是气味的统一体，气为阳，味为阴，味的吸收依赖于气，即《素问·脏气法时论》所说：“气味合而服之，以补精益气。”这种气可以通过感觉器官感知，如辣椒气热，食之口中、食道、胃中均有热

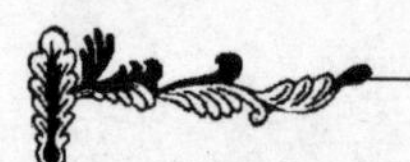

感。不同药物（食物）在发挥作用过程中，其气与味的地位又不尽相同。如干姜偏重于气，熟地偏重于味。“形不足者，温之以气，精不足者，补之以味”（《素问·阴阳应象大论》）即是此意。

中药的味，即酸、苦、甘、辛、咸，可口尝而知。气与味之间的关系较复杂。如每味药只能有一种气，却可以有多种味，如厚朴子甘温，一气一味；厚朴花，苦辛温，一气两味；五味子性温，皮肉甘酸，核中辛苦，都有咸味，是一气五味。气同味不同的药物，在功效上是有差别的，如“病痰饮者，当以温药和之”，即用温药治疗痰饮，但在临证时针对寒痰、热痰、风痰之不同又有甘温、苦温、辛温药之异。

中药的色，即青、赤、黄、白、黑五色，可视而知之，它藉五行而与五脏相应。色与味相结合可以作为某些药物归经的依据。如茯苓、桔梗以其色白入肺经，猪苓色黑入肾经，更有川椒，外皮色红而椒目色黑，以其外红内黑分入心肾两经，故一味川椒即能交通心肾，相当于交泰丸之功效。

植物药的入药部位对中药的性能也有重要影响。一般而言，子、叶、花有向上、向外生长之性，故子、叶、花入药，治上焦病；根在下部有向下、向内的趋向，故根入药，多用于治下焦病。这是因为它们接受自然界生长化收藏之气不同，所以有补偏救弊之效。先生举例说，全部《伤寒论》的活血化瘀方，如抵当汤、抵当丸、桂枝茯苓丸、桃核承气汤，乃至于大黄䗪虫丸中都没有红花，这是按中医理论整体观念指导组方的体现，仲景所以不用红花，是因为它是花，其性向上向外，《伤寒论》之瘀血在下焦，故不用。

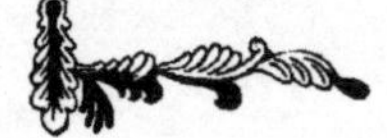

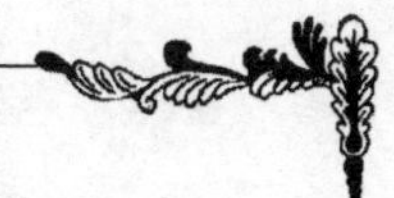

二、方剂配伍解析

中医之理法方药是一个完整的体系，它们之间相互贯通、紧密联系。通过分析方药作用来说明理论问题，是先生教学的特点之一。如阴与阳、气与血、营与卫之间的关系复杂而微妙，先生结合方药加以阐明，见解独到而义理明晰。

阴与阳，阴阳的特性是阳升阴降，在人体表现为清阳升、浊阴降。先生在治疗高血压病时常用黄芪，乍看似乎有“实实”之嫌，然其奥妙在于，高血压病患者常表现头晕、头痛、目胀、面红、烦躁等上实症状，其病机特点为清阳挟浊阴上犯清窍，用黄芪健脾升清，清阳升浊阴自降。先生仅以一味黄芪为例，便点明了清阳浊阴之间内在的互为因果关系。

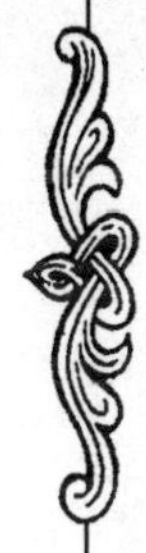

阴阳互根是阴阳关系中的又一重要内容。“阴在内，阳之守也；阳在外，阴之使也”，这是历代医家临证时谨守的原则。仲景之白虎汤便体现了顾护阴阳的思想。白虎汤用于阳明经热证，方中以石膏为君，清气分大热，更以知母、粳米甘凉入脾，其中知母苦寒入肾，养先天之阴，粳米甘凉入脾，滋后天之阴。这种治阳不忘阴的思想为后世组方提供了指导性原则。先生指出：张景岳创制左归丸（饮）、右归丸（饮），提出“阴中求阳”“阳中求阴”的观点，就是对此理论的运用。左归丸滋阴补肾，方中除熟地、山药、枸杞等滋阴药外，另加入偏于补阳的鹿角胶，体现了阳中求阴之义。右归丸功在温补肾阳，填精补血，方中以肉桂、附子、鹿角胶温补肾阳，更加熟地、山药、山茱萸等滋阴之品以阴中求阳。

气与血，“人之所有者，血与气耳”，因此，大而言之，中药可分为气分药与血分药两类。气与血之间存在着“气为

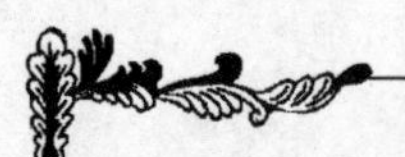

血帅，血为气母”的密切关系，故许多药物具有贯通气血的作用。如香附为气中之血药，元胡、川芎为血中之气药。越鞠丸用治六郁，六郁中又以气血之郁为根本，故以香附、川芎为主药行气通血，既可解气分之郁，又可除血分之瘀，组方极妙。

营与血，营卫同出于中焦，营行脉中，卫行脉外，两者合则为一，分则为二。麻黄汤与桂枝汤之组方用药即体现了这种关系。麻黄汤中有桂枝，桂枝汤中无麻黄，何也？先生认为：其关键就在于营卫的关系上，麻黄汤证的病机特点在于风寒袭表，卫气受伤，而营卫又同出一源，因此，麻黄汤中用桂枝助营出卫，出表以补充受伤之卫气；桂枝汤证的病机特点为风邪袭表，腠理开而汗出，既然腠理已开，当然不可再用麻黄发其汗。先生特别指出：桂枝汤为营分方，桂枝入血分，芍药亦入血分，二药相伍，调营以和卫。

此外，先生还提出了许多令人深思的规律性问题。如养血药都有滋阴作用，但滋阴药不一定养血，如熟地既滋阴又养血，麦冬滋阴而不养血；助阳药都有祛寒的作用，但祛寒药不一定助阳，如附子既助阳又祛寒，吴茱萸祛寒但不助阳。另外，风气通于肝，凡风药皆入肝，如薄荷、荆芥、防风等。

处方用药量小药简效宏

先生在几十年的临床实践中，以中医理论为指导，取各家之长，融自身体会，处方用药，独具匠心，体现了理论和

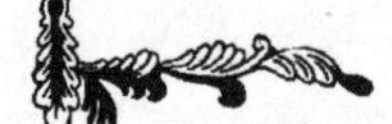

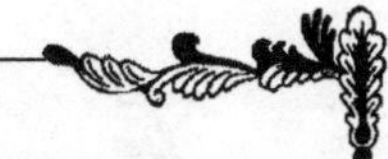

实践的完美结合。先生临证处方用药特点体现在如下方面：

一、量小力宏，配伍严格

先生用药，一般成人剂量在6~9克；矿石介壳类质地坚硬者，如生龙骨、生牡蛎等，用至12克；轻清质松气味淡薄者，如夜交藤、银花等，也可用12克左右。用量最大者黄芪亦不过25克，儿童用量减1/3~1/2。先生处方用量虽小，但其疗效既快且好，一般外感2剂即愈，内伤杂病3~9剂定见疗效，可谓量小力宏。何以能达如此效果？先生回答：中医中药治病，其原理在于利用天然药物的气味、归经、升降浮沉等特性，调动人体自身的调和能力，激发人体固有的愈病机制，从整体上补偏救弊，从而达到扶正祛邪之目的。中药治病原理与西医西药利用一定剂量的化学成分进行拮抗的治疗思路截然不同，中药对人体的调节作用是整体的、全方位的，难以用单一的药物成分加以解释，因此运用中药，首先考虑的不是单味药物的剂量，而是如何通过药物之间的配伍最大限度地发挥其调节人体的作用，所以中药的疗效主要取决于合理的配伍。

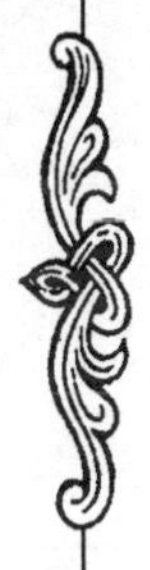

中药配伍包括药物的搭配和药量的比例。药物的搭配有相须、相使、相畏、相杀等配伍关系，总以提高疗效、降低毒副作用为目的。先生临证特别讲究药物配伍，每一张处方都是丝丝相扣、条理分明的范例，他常说：药有个性之长，方有合群之妙，就像火硝与雄黄，单独取出不能燃爆，但混合起来可配成炸药。他运用自己理论和实践的优势，摸索出许多疗效卓越的固定搭配，如柴胡与白芍是先生最常用的“药对”之一，主要用于治疗脾胃、肝胆病变，柴胡辛、苦，微寒，入肝胆经，具疏肝开郁、和解清热、升发阳气三大作

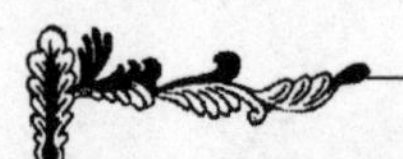

用，但也有易劫肝阴之弊；白芍酸、苦，微寒，能养血敛阴、柔肝抑肝、缓急止痛。两者伍用，互制其短而扬其长，以柴胡辛散顺肝之用，白芍酸敛养肝之体，刚柔相济，既达疏肝理气之效，又防柴胡劫伤肝阴。柴、芍药对应用广泛，配伍它药可产生不同效用，如配人参、白术可升发补中，合丹皮、栀子可清热平肝，伍当归善入血分，佐香附长于理气，等等。

关于用药剂量，先生认为：中药用量关键在于药物之间的比例，并非药量越大，疗效越好。用量过大，一则造成不必要的浪费，增加病人负担；二则药过病所，易伤正气，不能治病反添病，因此，把握药量的合适比例是保证疗效的重要一环。先生经过长期观察，总结出各组药物疗效最佳的用量比例，如柴胡与白芍为6克比9克，人参与白术为10克比9克，桑叶、薄荷、牛蒡子为9克、6克、6克等。对前人的经验，先生尊古而不泥古，将其放至实践中检验和改进，如左金丸，古人沿用黄连、吴茱萸6：1的比例，而先生体会6：4效果更佳，遂改进使用。此外，先生还善于利用药量比例的变化改变处方的主要作用，如桔梗与枳壳，咳喘必用，若以6克比4克或5克，则重在调节气机升降，以上浮宣肺为主；而6克比6克，则重在调和痰液，使之易出。

二、处方简练，主攻明确

先生处方简洁精练，一般用药在9~12味，且主攻目标清晰明确。先生认为：中医治病的优势，在于辨证论治，治病求本，只有准确辨证，才能抓住疾病的本质。如果辨证不明，理法不清，仅仅对症治疗，用药必然杂乱赘繁。如治内伤头痛，先生极少选用藁本、蔓荆子等对症之品，而是根

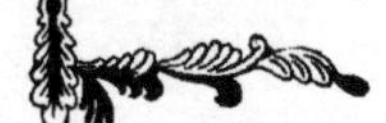

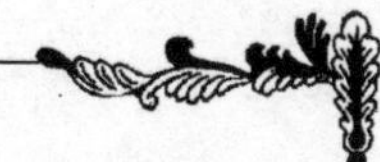

据肝气“上行至头、横行至胃”的特点，以柴胡疏肝理顺肝气，治肝而达治头之效。再如，先生治疗崩漏，一般不用止血药，而是根据肾、精、血的关系，以二至丸合生阿胶补肾固精而止血。

先生遣方择药，严格遵循中医理法，反对以西医药理指导用药，强调运用中药，必须以四气、五味、归经及升降浮沉之性为依据，针对性地补偏救弊，如干姜与炮姜，按中医理法，干姜色黄入脾温中焦，炮姜色黑入肾温下焦，主攻分明，有的放矢，若依西医药理则无法权衡同异，只能随意堆积，其结果必然是广种薄收。基于这一思想，先生治疗癌症，从不用半枝莲、白花蛇舌草之类，而是抓住病人“气阴两虚”的特点，以西洋参为君，扶助正气以祛邪毒。

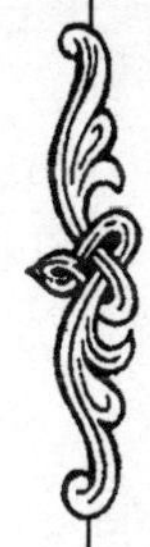

“简练、明确”的特点，不仅得益于先生对中医理法的深刻领悟，还导源于他对药物理论的熟练掌握和应用，处方时，能用一味药解决问题，便不用两味，尽量发挥每味药的多重功效。如汗证用五味子，既能补心敛汗，又能益气养阴；慢性腹泻用沉香，既能行气去滞，又可暖肾温阳。一举两得，标本兼顾。

对于病情复杂，病种繁多，难以兼顾的病人，先生主张：分清标本缓急，决定治疗先后。一般而言，急性病先治标，如体虚外感，宜先解表，表邪去后再行补虚；慢性病当治本，但宜分别主次，各个击破，首先治疗病人感觉明显的病证，如胸痹与腰痛并见，先治胸痹，待胸痹缓和，再治腰痛。至于五脏皆病，难分伯仲者，则应从后天脾胃入手，即“五脏皆病治从中”。

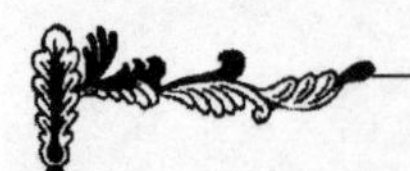

三、善用对药，长于调和

对药，是用两种性质或作用相对的药物构成的组合，如寒与热、燥与润、升与降、收与散、涩与通、补与泻等。对药的作用原理，是根据人体整体相关、阴阳互根的规律，利用机体固有的调和机制，在相反相成中，改变或调整个药原有的功效主治，取得一种新的、更佳的治疗效果。对药组合是古方中常见的用药方法，如《伤寒论》中的小青龙汤、乌梅丸等均有对药配伍，但因其应用难度较高，今人不敢用之者有，用之不效者亦有。

先生体会，运用对药必须掌握两个原则：第一，药物的选择一定要针对病机，对药主要用于寒热不调、虚实并见、升降失常、开合失司、燥湿同形等病证中；第二，药量的比例，不能半斤八两，而是有所偏重。应用时，可根据治疗目的，通过调整剂量而达到要求，即偏重一方用量稍大，相对一方用量稍小。如果两药剂量相等，往往不能取效。先生汲取前人经验，结合自己创新，筛选了一部分行之有效的对药组合，用之临床，疗效满意。特采撷几组，以供学习和参考：

寒热组合，如黄连与干姜（或炮姜）治寒热不调之腹泻；黄连与木香治下利腹痛，里急后重。

燥润组合，如陈皮与麦冬治咳喘痰多难咯；苍术与玄参治消渴皮肤瘙痒。

升降组合，如桔梗与枳壳治疗咳喘；菊花与生龟板治疗肾虚肝逆之眩晕。

收散组合，如白芍与柴胡治疗肝胆、脾胃病变；五味子与干姜治疗久病咳喘，痰涎稀薄者。

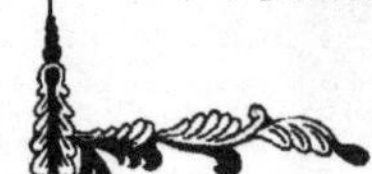

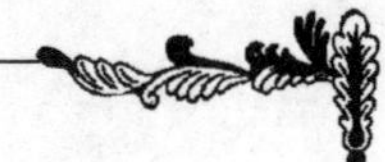

涩通组合，如五味子与木香治疗久泻腹痛；芡实与泽泻治疗久病虚淋。

补泻组合，如白术与枳壳治疗中虚脘痞；黄芪与木防己治疗风湿痹证。

四、顾护脾胃，药偏温补

人体固有的抗病、愈病能力，是脏腑气血机能活动的综合体现，它源于先天，养于后天，脾胃化生的水谷精微是其发挥作用的物质基础；药食入口，依赖脾胃纳化输转，升降斡旋，上至心肺，下达肝肾。一旦脾胃受损，不仅化源不足，抗病、愈病能力低下，而且中土闭塞，药物难达病所，所以古人有“胃气一败，百药难使”之箴言。先生深谙脾胃功能的重要性，无论外感、内伤，临证用药处处注意顾护胃气。

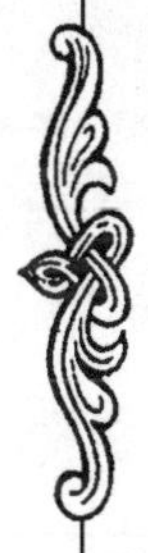

对于外感，先生认为：今人体质偏阳热，外感以风热居多，治宜清宣、清解，但热邪最易伤阴，故热甚可加芦根以清热生津、保护胃阴；若口渴、便干、舌红绛，当合生地、知母清热滋阴以保胃气；热病后期，余热不退，可仿竹叶石膏汤，清补气津，和胃护中。对于脾胃素弱，反复感邪者，应于表邪已解之际，用人参或白术和中补虚，增强体质。

治疗内伤，先生在辨证论治的基础上，每方必用砂仁、甘草，目的是醒脾和中，温运脾阳，使升降枢机运转自如，达药于病所。先生认为：内伤多不足，其病多见虚证或虚实夹杂之证，无论病在何脏，补虚不可忽视中焦化源，如养心以当归、丹参、远志等合参、苓；益肾用六味地黄配参、术；补肺更是依培土生金而立方；至于肝病，多见木亢乘土或木不疏土，治疗以疏肝理气与健脾和胃并投。先生继承了

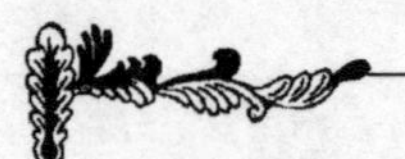

李东垣、李中梓之说，认为内伤病多损害脾胃之阳，故用药偏于温补，寒凉药物，用之慎之又慎，若确需使用，一般见效即退，或以温药调和药性，使脾胃之阳免受戕害。

五、及时调方，护正避邪

对门诊病人，先生一直保持多观察、勤调方的传统习惯，一般病人每次就诊只开 3 剂（小儿 2 剂），病情较稳定者也不过 6 剂。对于因故未能及时就诊的病人，宁让其暂停服药，也不主张在病情不明的情况下，盲目取药自服。对此，先生的观点是：

首先，医生应当及时了解病人服药后的反应，对治疗效果及病情变化心中有数，特别是门诊病人尤为如此，一次开出十几剂甚至几十剂药，而对服药效果不管不问，是对病人不负责任。

其次，疾病是复杂多变的，中医辨证论治的真谛，是针对疾病的动态变化而用药。同一病人，由于疾病阶段、药后反应、天气状况以及病人情志、饮食、起居等因素的改变，其证候表现常发生变化，治疗用药必须随之而调整。因此，动态用药才符合中医学的基本思想。

再者，张介宾有："药以治病，因毒为能。所谓毒者，以气味之有偏也……人之为病，病在阴阳偏胜耳。欲就其偏，则为气味之偏者能之。"即所谓"是药三分毒"。药物虽以治病，但用之不当亦可致病，犹"水能载舟，亦能覆舟"，因此，对于易伤正气的药物，必须把握好用药时机，见效即止，以防用之太过致邪伤正。如菖蒲、佛手等辛香温燥，易耗气伤阴，不可久用；车前子利尿通淋，久用易伤气津，必须及时调整。

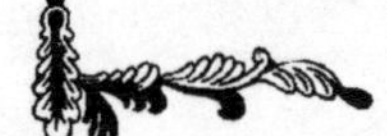

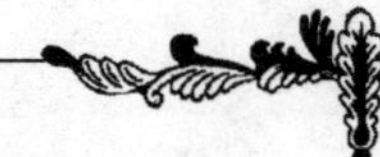

同时，根据中医治病原理，药物只是治病的手段而已，其疗效的取得，最终还要依赖机体固有的抗病、愈病能力，从用药到病愈，人体机能“自和”这一过程是不可或缺的，所以《素问·五常政大论》要求：“大毒治病，十去其六；常毒治病，十去其七；小毒治病，十去其八；无毒治病，十去其九。谷肉果菜，食养尽之。”可见，适当地停药休整，调养将息，对病人的机能恢复有益而无害。

先生一贯强调理论与实践的有机结合，他常教导学生：中医理法方药一脉相承，中医临床离开了中医理论的指导，就成为无源之水、无本之木，而理论不用于临床便失去了意义。先生不仅以基础理论深厚而著称，更以临床疗效卓著而闻名，为后学树立了“理论与实践相结合”的典范。

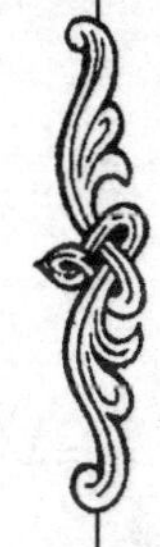

方剂命名有深义

中医方剂的命名，历来颇为讲究，有以主药命名者，如麻黄汤、桂枝汤。有以其功效而命名者，如清营汤、败毒散。亦有兼而命之者，如柴葛解肌汤、蒿芩清胆汤之属。此类方名通俗质朴，方义明了。但也有很多方剂之名，不能使人一目了然，或典雅含蓄，或蕴义深妙，须得再三玩味，方可晓然，钱乙以五色代五脏，创导赤、泻青诸方。仲景以四方之神命青龙、白虎之剂，丹溪据五行之理倡佐金平木，故有左金丸。凡此种种，必须深刻体悟作者匠心，才能洞察方义。

先生授课之时，亦常借方名解方义，以使学生恍然大

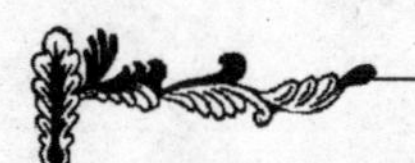

悟。例如每方名末，必注明丸、散、膏、丹、汤等剂型。对此先生明示："丸者，缓也"，用于慢性病证；"汤者，荡也"，用于急性病证，景岳常称之为"饮"；而"煎"虽类饮，但要求煎煮时间较长。有些医家精于文字而通百家，其方剂命名往往十分恰当而巧妙，不仅可以帮助我们悟解组方的确切含义，而且能准确地反映作者的学术思想，只有细心体察，才能掌握其精髓。

先生以景岳的左归丸（饮）、右归丸（饮）四方方名为例，以分析景岳制方精、巧的特点。先生指出：仲景继承了《难经》左肾右命门的观点，力倡命门学说，又精于阴阳理论，认为命门乃人身之太极，是阴阳消长的枢纽，命门阴阳体用一源。故以左右代阴阳，创左归、右归，这正是其阴阳并重，强调命门之气的学术特征。左归，是"滋阴补肾，使阴精得归其原"。右归，是"温阳补肾，使元阳得归其原"。

其次，左归、右归皆有丸、饮二方，用饮者取其急治之意；用丸者，取其缓治之功。"饮"用于急证，因病急，阴阳亏则有离决之势，故治命门阴衰阳旺或阳衰阴胜之证。"丸"用于缓证，阴阳虽亏，但无"浮越"之患，故治肾阴、肾阳不足之证，治疗应体现"阴中求阳、阳中求阴"的用药特征，滋阴与温阳并用，选用鹿角胶、龟板胶等血肉有情之品，宜于丸服。

四方之中，除左归饮以纯甘壮水之品滋阴填精外，其他三方皆阴阳并用，对此，先生指出：仲景如此配伍，其意有二：一是阳气易动易散，欲补阳者，必兼滋阴之品，病急、病缓皆然也；二者凡病久者，必体现阴阳互根的立方之旨。

先生最后强调：从左归、右归之命名足以反映辨析方名的重要性，这是我们学习方剂不可缺少的一个环节。

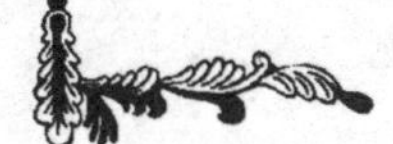

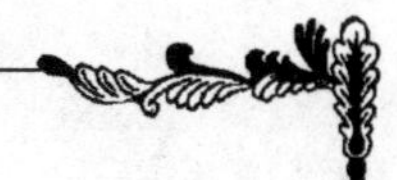

漫话平胃散

平胃散出自《和剂局方》，其组成药物有苍术、厚朴、陈皮、甘草四味。综观此方之药物功效，乃燥湿运脾之剂，皆非治胃之品，

何以称平胃而不称平脾？名曰平胃，必有深意。苍术辛温燥湿，可散可宣；厚朴苦温，散满除湿；陈皮辛温，理气化痰；甘草中州主药。若以此命之曰“平脾散”亦无不可。

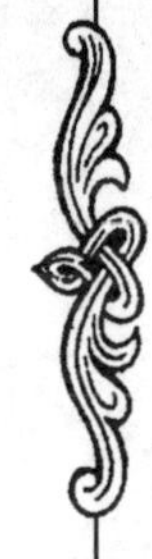

对此，先生指出：盖脾胃皆属土，脾为湿土，胃为燥土；脾虽属湿而恶湿，胃虽属燥而恶燥。就其阴阳属性而言，脾为阴而主升，胃为阳而主降。脾胃二者，一阴一阳，一湿一燥，一升一降，从而相反相成，共同完成饮食物的受纳、消化、输布与排泄。正由于此，脾病可影响及胃，胃病也可波及于脾。若脾湿过盛，阻于中焦，可使胃燥不及而见脘腹胀满，嗳气吞酸，不思饮食，呕吐恶心等症状。因病机在脾而症状表现在胃，治疗得当，可使胃气平和，故曰平胃。但须运脾除湿，芳香化浊方为正治。故柯琴说：“《内经》以土运大过为敦阜，其病腹满；不及曰卑监，其病留满痞塞。”土之太过与不及都可出现腹满，太过为湿邪之阻滞，不及则为健运无力。就脾胃而论，本方所治为胃燥不及而导致脾湿太过，药虽祛湿，实是助燥，故柯琴说：“平胃散平胃之卑监（不及），培其卑监者，而使之平，非削平之谓。”就是说平胃散之平，并非削平之平，而是使胃燥复于正常之平，从而脾湿可消，诸症可除。所以，本方虽是祛湿

运脾之品，而实为助胃燥之剂，故名曰平胃散者，其意实存有燥湿相关，脾胃相成之义也。古人之立方取名，实寓病机于其中。

参芪紫癜汤

组成：炒白术9克，党参15克，黄芪20克，当归9克，生白芍9克，生阿胶6克（烊化），茜草6克，陈皮6克，甘草3克。

功能：健脾益气，养血归经。

主治：血小板减少性紫癜、过敏性紫癜。

用法：先用500毫升冷水将药浸泡半小时（阿胶除外）后，用文火煎30分钟，倒出再加冷水煎20分钟，两煎混合分2次服，每日1剂，连服6剂，停药1天，后连服10~15剂，紫斑可消退。

方解：本方为归脾汤加减而成。脾虚不能摄血，致血妄行，瘀于肌表可致本病。气壮则自能摄血，故以参、术、芪健脾益气，脾健则摄血有力。本证属本虚标实，血渗出瘀于皮肤而成紫癜，故加当归、阿胶、白芍以养血活血，且白芍、阿胶有敛阴养阴之功以制黄芪之温燥；伍以茜草活血止血，且无瘀滞之患；配以陈皮和胃以助脾，脾胃健壮则生化有源。此方动静配合，标本兼治，故收到应有之疗效。

加减：若口干唇燥、鼻腔时衄者，加炒山栀6克、生地9克；大便溏泄、食欲不振者，加炒山药9克、砂仁6克。

方歌：脾不统血身紫斑，参术芪草脾气健；

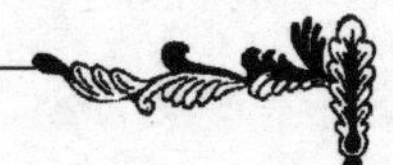

再加归芍与阿胶，陈皮茜草病可安；
若见口干鼻常衄，栀子生地随症添；
大便溏泄加山药，砂仁用之可进餐。

按：本方在于健脾益气，可恢复脾气统血之功能，因而具有消除紫癜之效。本方经过几十年的临床运用，颇为有效。血小板减少症，原因不明，据西医学研究与遗传有关，多发于妇女及儿童，也有其他疾患所导致者。本病起病较缓慢，一般无明显不适，只有少数患者有乏力、食欲不振等。过敏性紫癜，血小板计数正常，多由于接触异物或对某种食物过敏所致。过敏的体质中医学认为与正气有关。正气充沛与否和脾气强弱有直接关系。脾胃为后天之本，气血生化之源，血小板之减少与脾气衰弱密切相关，脾气衰则气血生化无力，故统血之力亦减，血溢肌肤而现紫癜。紫癜病与热病发斑有本质的不同，不可同日而语。

本病的病机为本虚标实。脾气虚为本，肌肤瘀血为标，故而治疗上当以治本为主，兼以活血祛瘀治标。本病日久，一方面阴血被伤，另一方面瘀久阴亏又可生热，因而随症配以滋阴清热养血之品。滋阴清热不但可缓解肌肤出血，且能助参、芪益气之功，相得益彰，其奏健脾益气、消除瘀斑之效。

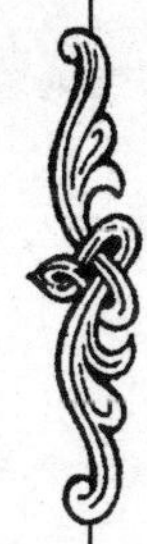

永记继承与创新

先生认为，中医药学有着数千年的悠久历史，是我国劳动人民长期与疾病作斗争的实践经验总结，是历代医家不懈

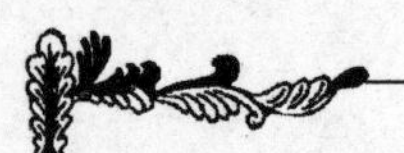

努力，在不断继承、创新、再继承、再创新的过程中，逐步形成和发展起来的。

一、中医学发展的历史回顾

自中医学两千多年的发展史来看，无论是医学理论的进步，还是临床诊治技能的提高，都是在社会生产力发展，人们对自然界及人体认识水平不断提高的基础上发展起来的；是后世医家在继承前贤理论、经验和教训的前提下，结合自己的医疗实践，不断创新而丰富和完善起来的。

《黄帝内经》的成书问世，奠定了中医学理论的基础。但是，从其内容不难看出，《内经》一书即是在汲取前人理论和经验的基础上，结合当时先进的自然科学和社会科学知识形成的。据考据，《内经》一书所引证的古代医著就有二十余部。如《素问·玉版论要》说："《五色》《脉变》《揆度》《奇恒》，道在于一。"马莳注曰："《五色》《脉变》《揆度》《奇恒》，俱古经典名。"顾观光亦云："马注'俱古经典名'，其说是也。"(《素问校勘记》)

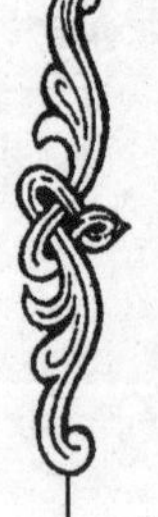

《内经》以降，历代医家多宗《内经》之旨，在继承的基础上，不断创新，不断发展。如《难经》在继承《内经》经络学说的基础上，对奇经八脉的循行作了进一步的描述，并指出了"奇经之为病"(《难经·二十九难》)，发展了《内经》经络学说的理论。又如汉·张仲景，在"勤求古训，博采众方，撰用《素问》《九卷》《八十一难》《阴阳大论》《胎胪药录》"等古典医籍的基础上，联系自己的临床经验，"并平脉辨证，为《伤寒杂病论》，合十六卷"(《伤寒论·原序》)，创造性地提出了中医学辨证论治的理论体系。再如，金元四大家，在继承《内经》及前人理论的前提下，结合当

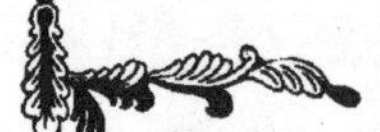

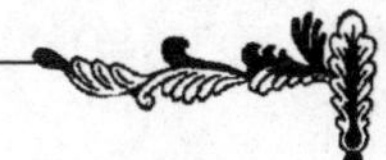

时社会背景、气候特点，以及各自的临床实践，各立新说，极大地推动了中医学的发展。又如，明代医家赵献可，据《素问·灵兰秘典论》中“主不明则十二官危”一语，进行推论，认为人体十二官之外，别有一主，“愚谓人身别有一主，非心也”“命门为十二经之主”，创造性地提出了肾间命门说，发展了中医命门学说。此外，温病学说的形成，亦是在继承《内经》《伤寒杂病论》以及金元医家等关于“热病”认识的基础上，由明清医家结合各自的临床诊治经验，不断总结、归纳，逐步形成和完善起来的。

二、中医学继承和创新的关系

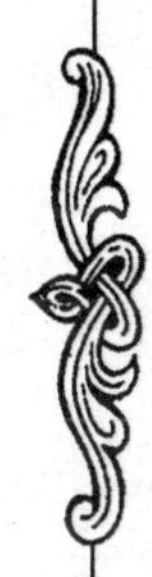

中医学发展史是一部不断继承创新，由此推动中医学不断前进的历史。可见，继承和创新是相辅相成、不可分割的。创新是在继承基础上的突破与发展，而继承则是对创新的扬弃与延续。继承是创新的前提和基础，创新是继承的目的和发展。没有继承，中医学则不能延续，创新则成为无源之水、无本之木；没有创新，中医学将无以发展，只能循环往复，停滞不前。只有充分地继承，才不致割断历史；而只有在继承的基础上不断创新，才能不断地推动历史前进。如金元医家张元素根据《内经》《伤寒论》《中藏经》等有关药物应用的理论，结合自己的用药心得，提出了“脏腑寒热虚实用药式”学说，发展了中药应用学说。李东垣从学于张元素，在其师脏腑病机学说的启示下，联系自己的临床实践，独创脾胃学说，成为“补土派”的代表。王好古与李东垣，既是同窗好友，又是师生关系，继承颇多，其在治疗上扩大了六经辨证的范围，在理论上发挥了“阴证”形成机理。可见，只有在充分继承的基础上，不断有所创新，才能不断推

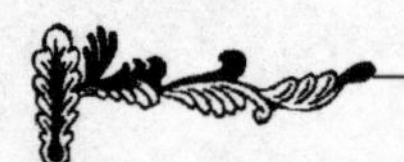

动中医学的发展。

三、中医学继承的内容、方式及创新的条件

（一）中医学继承的内容

中医学继承的内容包括继承的范围、继承的方式等。中医学继承的范围应以经典医学著作为主，兼顾历代医家临床著作，而经典著作中，又首推《内经》《难经》《伤寒论》《金匮要略》等经典。清代著名医家程钟龄非常重视医学教育，他主张学医者要“博览群书”，要求自《内经》《难经》入手，再学仲景，续读四子之书。他认为“医道自《灵》《素》《难经》而下，首推仲景，以其为制方之祖也。然仲景论伤寒，而温热、瘟疫之旨有未畅。河间论温热及瘟疫而于内伤有未备。东垣详论内伤，发补中、枳术等论，卓识千古，而于阴虚之内伤尚有缺焉。朱丹溪从而广之，发阳常有余、阴常不足之说，以补前贤所未及，而医道亦大全矣。”因此，继承的范围应包括中医学的四大经典、金元四大家、温病医家等的重要著作，以及药物、方剂等重要著作。主要继承他们的医学理论、医学思想、思维方法、诊治技巧、临床体会、方药特点等，为中医学的创新和发展，打下坚实的基础。

（二）中医学继承的方式

中医学的继承方式主要有师承、私淑及讲学三种。师承是一种非常重要的继承方式，古之学有成就者，大都经过名师传授。如张仲景“始受于同郡张伯祖”，穆大黄、荆山浮屠、马宗素从师于刘完素，罗知悌求学于荆山浮屠，朱丹溪

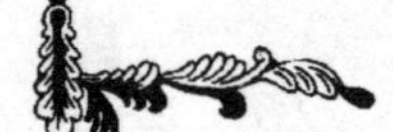

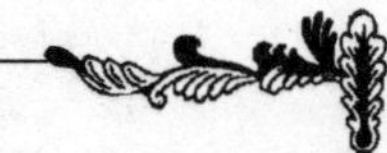

从学于罗知悌等。这种师承方式，多经过老师言传身教，有助于掌握老师的学术思想，继承其临证经验，达到承上启下的目的。

私淑是通过文献传播的形式达到继承目的的一种方式，是后人继承前贤的常用方式。如金元医家张从正私淑于河间之学，但其着重于对治法的研究，强调攻邪祛病之法，成为攻邪派的代表。再如叶天士、吴鞠通虽非同时代人，但吴鞠通通过学习叶天士的著作，认为“持论平和，立法精通”，加以研习，再结合自己的实践认识，著成《温病条辨》一书，创立三焦辨证的理论，系统和完善了温病学说理论体系。

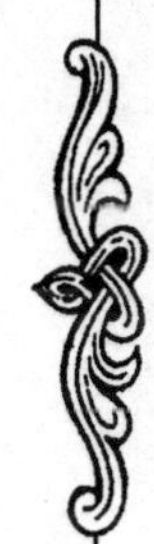

讲学是中医学继承的又一种方式。如清代医家张志聪因受明末医家卢之颐讲学的影响，故而在继卢之后，在杭州胥山建起了“侣山堂”，召集同仁及生徒，“讲论其中，参考经纶，辨其是非”，发扬光大中医学，并率其门人弟子等编著了《黄帝内经素问集注》《黄帝内经灵枢集注》。目前中医学继承的主要方式是学校系统教育，这种教育形式有利于学生广泛涉猎各科知识，继承众家之长，也便于大量培养医学人才。

（三）中医学创新的条件

创新是在继承前提下的突破与发展，是中医学发展的重要环节。但要创新，则须做到在继承中扬其精华、弃其糟粕，师古而不泥古，不断开拓新领域，发展新规律，提出新理论，创立新方法，为中医学宝库增添新知识。如此，才能“青出于蓝而胜于蓝”，推动中医学的不断发展。如朱丹溪为刘完素的再传弟子，他在继承刘完素火热病机思想的基础

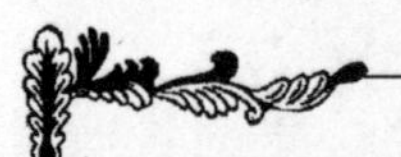

上，又旁及李东垣、张从正、王好古等医家之学，联系当时的临床实际，独创性地提出了“阳常有余，阴常不足”的著名论断，成为“滋阴派”的代表人物。

四、当前中医学继承与创新中存在的问题及解决的对策

（一）存在的问题

目前在中医学继承和创新的实施过程中还存在诸多问题，不解决这些问题，将会阻碍中医学继承和创新。这些问题主要表现为：

第一，是专业思想不稳定。种种历史的和社会的原因以及目前社会上的种种偏见，影响了中医界师生和广大医护人员的专业思想，导致中医院校在校生专业思想不稳定，而毕业生工作不安心的局面，从而在很大程度上影响了中医队伍的整体素质。

第二，是思维方法的限制。中医学主要采取以表知里、取类比象、逻辑推理等抽象思维的方法，与西医学的思维方法相比，缺乏直观性、精确性、严密性，显得难以学习和把握，由此增加了后学者对中医学理论认识与理解的难度，进而影响了中医学的继承与发展。

第三，是继承不足，盲目发展。目前许多人未认识到中医学继承的重要性，不了解继承与发展的辩证关系，不注意学习和继承前人的理论和经验，满足于一知半解、浅尝辄止，盲目发展，即如俗语所说“不会走就想跑”，其结果只能是把中医搞得面目全非。

第四，是以西医理论指导中医临床。在临床处方用药

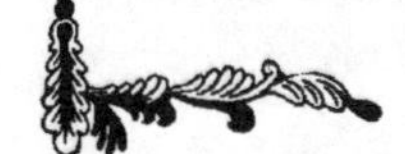

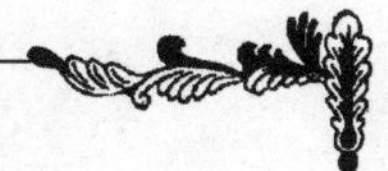

中，不是以中医学理论基础为指导，而是依据西医理论及中药药理研究为指导，如一见炎症，则首选清热解毒药；病见冠心，则主用活血化瘀之品；遇到肿瘤，则每用软坚散结之法。它如以黄连抗菌消炎，大青叶抗病毒，五味子降低转氨酶等。这种做法严重干扰和混淆了中医学辨证论治的诊疗思想，同样也影响了中药的疗效。

（二）解决的对策

要解决阻碍中医学继承和发展的上述诸多问题。

第一，领导要重视。各级领导要高度认识发展中医的重要性，真正关心中医事业兴衰与存亡，加大人力、物力与财力的投入，切实把继承与发展中医学当作一件关系到民族兴衰的大事来抓。在保持中医学特色的基础上，注重从人才培养、教师队伍建设、教材建设、科研及医疗条件的改善等多方面给予大力支持和照顾，为中医教学、临床和科研工作创造良好的外部环境和内在机制。

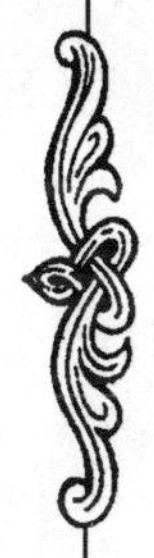

第二，自己要争气。中医学之兴衰存亡，不仅关系到中医界每个人的荣辱得失，而且关系到中国传统文化的兴衰。因此，广大中医同仁要端正态度，树立高尚的敬业精神，发扬中医学特色，既不自高自傲，也不自卑自弃。而要敬业求实，善于学习，勤于总结，切实为广大人民的健康保健及疾病防治解决实际问题；注意探求新规律，解决新问题，不断创新和发展中医学。

第三，继承要充分。程钟龄在《医学心悟》中曾说过“知其浅而未知其深，犹未知也。知其偏而未知其全，亦未知也。”要充分认识中医继承的重要性，不仅要认真学习历代医家的医案、医著，而且要潜心研究中医学的经典著作，

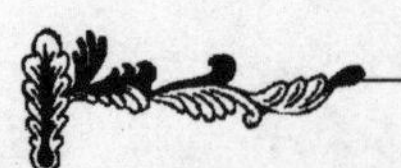

并要学深吃透，真正领会其精神实质，为中医学的发展打下坚实的基础。

第四，要多学科研究中医。中医学理论体系本身即含有大量的多学科知识，但由于其思维方法和历史条件的限制，显得较为抽象、笼统、模糊，故应运用现代科技加以开发和研究。如山东中医药大学肝藏象研究组通过临床检测，从肝脏血流图、血清雌激素、尿儿茶酚胺等指标，以及实验动物中单胺递质的变化等方面，对肝气逆和肝气郁证进行了研究，其结果表明二者存在着客观的差异。这一研究，不仅证明了中医学基础理论，而且为中医学证的客观化诊断奠定了基础。可见，在现代科技飞速发展的今天，中医学想要赶上时代的步伐，必须力邀现代科技各行各业有志之士，从多学科、多方法、多途径研究中医学，以冀中医学在21世纪有一个划时代的发展。

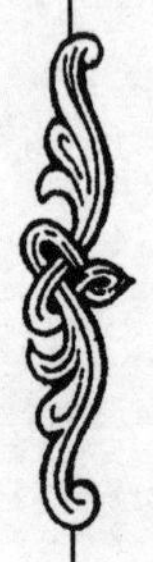

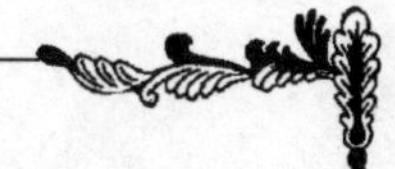

年谱

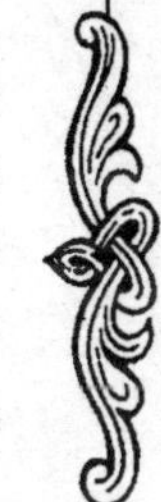

1920年11月4日出生在山东省平度县一个中医世家，尊翁悬壶于青岛，医术精湛

1926年　6岁　入读私塾

1929年　9岁　入西关小学，读三年级

1933年　13岁　高小毕业，考入平度师范讲习所

1934年　14岁　师范讲习所并入平度中学，在师范班继续就读

1936年　16岁　中学毕业，迁居青岛，与兄随父学习中医，白天看病习医，夜晚通读、背诵《医学三字经》《药性赋》《汤头歌诀》《濒湖脉学》等通俗读本

1938年　18岁　进入第二学习阶段，攻读《黄帝内经》和临床科普读物《伤寒论浅注》《金匮要略浅注》等

1940年　20岁　随父应诊实习

1941年　21岁　开始独立应诊，体验了“书到用时方恨少”的滋味，认识到深广的基础理论是临证得心应手的资

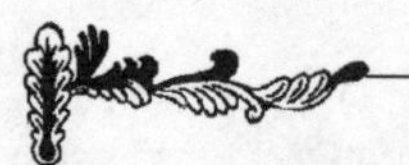

本，临床实践又是升华理论的依据

1952年　32岁　入青岛中医进修学校学习，以西医为主。坚定了走衷中参西治病救人之路的信心

1956年　36岁　调至济南山东中医研究班学习。被著名老中医、山东省卫生厅副厅长刘惠民慧眼相识，选调到山东中医进修学校任教。遂由人皆神往的避暑胜地，如诗如画的海滨城市青岛，奔赴历城县的偏僻山村灵岩寺的寺庙（当时山东省中医进修学校校址）中教书，体验着“苦行僧”的酸甜苦辣，无怨无悔地为齐鲁中医事业的复兴，奉献着聪明才智和青春年华

1958年　38岁　作为高水平师资培养对象，被选派赴南京参加卫生部主办的中医教学研究班深造

1959年　39岁　奉命登上山东省唯一的中医高等学府——山东中医学院的讲台执教，成为该校中医基础理论学科的创始人和奠基者。立志做优秀的人民教师，为提高教学质量，抛下妻儿老小，由此开始，孤身生活20余年。是年光荣地加入了中国共产党

1960年　40岁　晋升讲师，自编教材《内经摘要注释》

1964年　44岁　参加编写中医院校试用教材（二版）《中医诊断学》

1974年　54岁　讨论自编教材，对某些人为迎合社会大趋势而提出的废五行存阴阳观点表示疑义，认为这是没有赫鲁晓夫的赫鲁晓夫，因而成功的保存了五行学说

1976年　56岁　科学的春天开始，喜上眉梢，开始著书立说

1977年　57岁　参加编写《中国医学百科全书·中医基础理论分卷》、发表《谈谈辨证》《病机十九条临床应用》

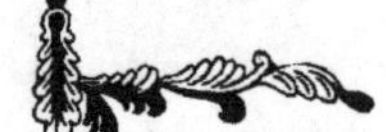

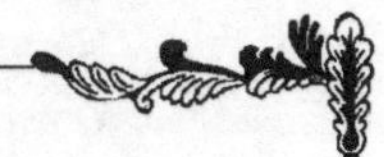

等文；率山东中医学院中医基础理论教研室青年教师编撰出版《中医基础学》

1978年　58岁　任山东省第四届政协委员；恢复职称评定后，首批晋升为中医学界开天辟地的副教授，并荣登《光明日报》头版消息；被遴选为硕士生导师；《山东中医学院学报》发表论文：简论《金匮要略》《内经》的五郁及其临床意义等；参加编写全国高等医药院校试用教材《中医学基础》

1980年　60岁　晋升教授。出席全国中医基础理论学术会议交流论文：谈谈三焦

1982年　62岁　国家卫生部高等医药院校，中医专业教材编审委员会委员、山东省卫生厅医学科学委员会委员

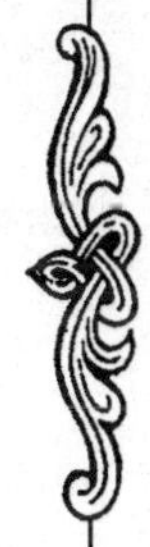

1983年　63岁　任山东省第五届政协委员；《山东中医学院学报》发表：读《内经札记》(一)；

1984年　64岁《山东中医学院学报》发表：读《内经》札记(二)、(三)、(四)、(五)；参加编写高等医药院校教材《中医基础理论》；《北京中医学院学报》发表：谈谈藏象学说；《山东中医学院学报》发表："真气"一词在《内经》中不止六见

1985年　65岁《山东中医学院学报》发表：读《内经》札记(六)、(七)；谈谈中医特色；《中医杂志》发表：《中医基础理论》自学重点提要；《中医报》发表：漫话平胃散；《山东中医学院学报》发表：浅谈中医理论体系；山东科技出版社出版：《实用中医基础理论学》

1986年　66岁　国务院学位委员会批准为博士生导师；《中医杂志》发表：《中医基础理论》自学重点提要；《光明函授通讯》发表：怎样学中医理论体系；《中医报》发表：

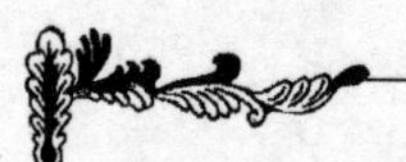

漫话女子胞；《山东中医学院研究生会刊》发表：指导研究生的一点体会；《实用中医基础理论学》获山东省教育委员会科技进步著作二等奖。受山东省教育委员会聘任，为山东省高等学校教师职务评审委员会委员

1987 年　67 岁　《山东中医学院学报》发表：治咳之要在宣降；《中医杂志》发表：口疮方；《医学科普杂志》发表：古代名医扁鹊；受聘为《中医杂志》特约编审、为中国医药学会《内经》专业委员会顾问、辽宁中医学院名誉教授

1988 年　68 岁　任山东省第六届政协委员，《中医药研究》发表：胆石症辨治；山东中医学院校庆交流论文：对中医学气的探讨

1989 年　69 岁　《山东中医杂志》发表：古方运用二则；《中医杂志》发表：补法的运用、温法的临床运用及体会。出任山东省自然科学基金委员会学科组成员

1990 年　70 岁　《中医杂志》发表：通法俚言；理气法在治疗中的作用、下法的临床运用与体会；《山东中医杂志》发表：脱发治肺；《中医函授通讯》发表：寄语热爱中医学之青年；《中国中医药报》发表：桑薄清宣汤

1991 年　71 岁　获全国优秀教师荣誉称号；《名医名方录》收载：参芪紫癜汤、张珍玉学术特点

1992 年　72 岁　享受国务院政府特殊津贴；山东省人民政府授予山东省科技兴鲁先进工作者荣誉称号；《当代名医临证精华·消渴专集》收载：治消无分上中下，唯取都气加黄芪；《奇症专集》收载：阴茎勃起痛，温肾暖肝平；《山东中医学院学报》发表：精心带教研究生；《中医药研究》发表：张珍玉学术思想介绍；肝气逆肝气郁两证实验研究获山东省科委科技应用成果二等奖

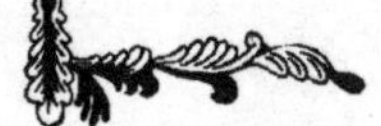

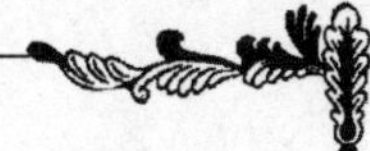

1993 年　73 岁　中国中医药出版社出版：全国高等医药院校专科教材《中医学基础》；藏象经络学学科建设获山东省教委优秀教学成果二等奖；肝气逆肝气郁两证实验研究获山东省科委科技进步三等奖

1994 年　74 岁　荣获山东省卫生系统先进工作者荣誉称号

1995 年　75 岁　肝气逆肝气郁两证本质的动物模型及临床研究获山东省科委科技进步二等奖；山东省高校工委授予“文明家庭”光荣称号

1996 年　76 岁《黄河医话》收载：“邪气盛则实，精气夺则虚”辨

1997 年　77 岁《中国中医药信息报》发表：浅谈中医学的继承与创新；山东省教委授予“教育世家”光荣称号

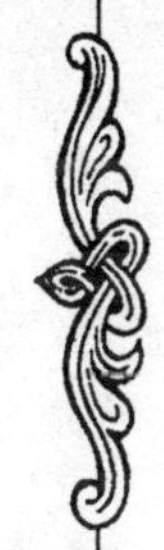

1999 年　79 岁　山东中医药大学授予终身教授荣誉称号，享受生活补贴 500 元 / 月，并配备助手专管学术思想整理